《药品使用风险管理实用手册》系列丛书

风湿免疫治疗用药

风险管理手册

中国药品监督管理研究会药品使用监管研究专业委员会◎组织编写

封宇飞　　黄　琳◎主编

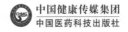

中国健康传媒集团

中国医药科技出版社

图书在版编目（CIP）数据

风湿免疫治疗用药风险管理手册 / 封宇飞，黄琳主编；中国药品监督管理研究会药品使用监管研究专业委员会组织编写 . — 北京：中国医药科技出版社，2022.11

《药品使用风险管理实用手册》系列丛书

ISBN 978-7-5214-3495-8

Ⅰ . ①风… Ⅱ . ①封… ②黄… ③中… Ⅲ . ①风湿性疾病—免疫性疾病—用药安全—风险管理—手册 Ⅳ . ① R593.215-62

中国版本图书馆 CIP 数据核字（2022）第 204147 号

策划编辑 于海平　　责任编辑 王　梓　曹化雨
美术编辑 陈君杞　　版式设计 也　在

出版　**中国健康传媒集团** | 中国医药科技出版社
地址　北京市海淀区文慧园北路甲 22 号
邮编　100082
电话　发行：010-62227427　邮购：010-62236938
网址　www.cmstp.com
规格　787 × 1092 mm $\frac{1}{32}$
印张　4 $\frac{1}{8}$
字数　73 千字
版次　2022 年 11 月第 1 版
印次　2022 年 11 月第 1 次印刷
印刷　三河市万龙印装有限公司
经销　全国各地新华书店
书号　ISBN 978-7-5214-3495-8
定价　**35.00 元**

获取新书信息、投稿、为图书纠错，请扫码联系我们。

内容提要

　　本书为《药品使用风险管理实用手册》系列丛书之一，主要从风湿免疫治疗药品遴选、采购与储存环节风险管理，临床使用管理，特殊患者使用管理等方面阐述药品的信息、风险点、风险因素等内容。

　　本书可供医师、药师、护师参考使用。

丛书编委会

本书编委会

主　　编　封宇飞　黄　琳

副 主 编　钟　雪

策　　划　北京北方医药健康经济研究中心

监　　制　中国药品监督管理研究会

　　　　　药品使用监管研究专业委员会

序

新时代，在我国创新驱动战略背景下，新药审评速度加快，新药上市层出不穷，给患者带来更新更快的治疗服务。但是，我国药品监管力量依然薄弱，科学合理审评面临巨大挑战。中国药品监管科学研究是为确保公众用药安全、有效、合理，不断提高公众健康水平而开展的一系列探索所形成的理论，以及手段、标准和方法。党中央、国务院高度重视药品安全，在监管体制改革、法规建设、基础建设等方面采取了一系列有力措施。随着我国经济社会发展步入新的时代，人民生活不断提高，公众对药品安全有效保证的要求不断增长，对药品的合理使用也更加关注。一旦药品安全发生问题，如不能迅速有效的妥善解决，不仅会威胁群众生命安全和社会安全，给群众和社会造成不可挽回的损失，严重时甚至会引发社会的不稳定。广大药师必须牢记保护和促进公众健康的初心和使命，努力建设强大的科学监管体系，同时必须大力推进监管科学发展与进步，进而实现药品科学监管。

目前，中国制药企业众多，中西药产品数目庞大，在中国加强药品使用风险评估与管理十分必要。参考先进国家新药监管经验，追踪国际最新研究动态，促进中国药品监督管理部门与医疗行业从业人员及患者社会之间的协作、沟通、交流，进而建立符合中国实际情况具有中国特色的药品使用风险监测评估管理体系，对于我们医疗从业人员来说，任重而道远。丛书针对以上现状，从药品进入医疗机构中的各环节作为切入点，分别列举各环节药品的风险，提出相应的管理措施，并对已知风险、未知风险和信息缺失内容予以标明，形成一部药品风险管理过程中的实用手册。作为我国药品风险管理相关的第一套按疾病治疗类别分册的专业书籍，以期为药品的临床使用风险管理提供参考依据，减少或避免用药风险，推动药品合理使用，促进医疗资源优化。力争成为医师、药师和护师的日常药品临床使用风险管理的专业口袋书。

医疗机构作为药品使用的最主要的环节，也是药品风险高发的区域，药品管理法对其药事管理提出明确要求，包括"医疗机构应当坚持安全有效、经济合理的用药原则，遵循药品临床应用指导原则、临床诊疗指南和药品说明书等合理用药，对医师处方、用药医嘱的适宜性进行审核。"这就要求药师在药品管理和合理用药指导等方面具有相应的技术能力并有据可依。本丛书按照疾病治疗类别分册介绍，从药品概述，药品遴选、采购与储存环节风险管理，临床使用管理，特殊患者使用管理和用药教育等多方面药品的信息、风险点、风险因素等进行梳理。本丛书旨在为医师、药师和护师提供用药指导和帮助，确保患者安全用药、降低药品风险，实现广大民众健康水平不断提高的崇高目标。在此特别撰文推荐。

谨此。

原国家食品药品监督管理局局长
中国药品监督管理研究会创会会长

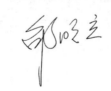

2022 年 7 月 28 日于北京

编写说明

2017 年 6 月中国国家药监部门加入 ICH，开始加快接受并实施 ICH 相关技术指导原则的步伐。ICH E2 系列指导原则的全面实施，将推动我国制药企业及医疗机构对药物研发、审批与上市后阶段药物安全和药物风险管理（PV）的认识和关注，也使得理解并建立 PV 体系、培养 PV 人才的迫切性和必要性日渐凸显。2019 年新修订《药品管理法》也为药物警戒和药品风险监测提供了法律支撑。药品使用风险管理是一项非常艰辛的工作，药物风险管理评价，用于高风险药物识别、风险来源判断和风险干预，是患者用药安全的根本保障。

作为一名几十年工作在一线临床服务的老药师，一直希望在上市药品准入、临床用药风险管控上编写一套管理工具式的实用丛书，以分析及寻找用药发生危险的根本原因，并制定相应的解决问题的措施，能从根本上解决药品使用管理中的突发问题，既可减少医师、药师、护师的个人差错，更能寻找临床治疗冰山之下的风险因素，使同样的问题不再发生，将处于萌芽状态的风险苗头从根源处消灭。

《药品使用风险管理实用手册》系列丛书的出版，为我国临床医师、药师和护师提供了一部临床实用且可操作的指导用书，详细说明了药品在医疗机构使用过程中各环节存在的风险和风险因素并提出相应的管理措施；立意独特创新，编写过程始终坚持人民健康至上；依照现行有关法规编写，基于循证证据、运用质量高、时效性强的文献，保障内容的权威性；根据各类别药品特性编写内容及表现形式，重点提示有风险点的环节；包括更多临床用量大、覆盖率高的药物。

药品使用风险管理是一个新学科，是药物警戒的重要组成部分，是公众用药安全的重要保障，是我国药品科学监管领域的重要课题；药品使用风险管理不是简单的用药指南，也不同于以往的不良反应监测或合理用药的概念，而是涵盖了药品的研究、生产、流通、使用的全部过程，是各阶段互相结合的、宏观的、系统的认知；因此，丛书在新时代编写的意义重大，为保障公众用药的安全，减少伤害，降低医患风险提供强大的专业支撑。丛书设计合理，组织严密，在国家卫健委、国家药监局的指导下，在众多医院药学先锋的探索下，借鉴国际药品风险管理安全目标与实践经验，强化信息技术监管和质量环(PDCA)、品管圈、模式分析、根本原因分析等多种管理学习与应用，医、药、护人员的风险管理能力会逐步提升，全国医院临床药学的整体管理水平也会更上一层楼。

希望未来，我国在药品风险管理体系建设方面再接再厉，逐步提升中国药师价值，也进一步优化药师队伍，持续强化上市后药品风险管理培训，双轮驱动，相辅相成，定能帮助患者及医务人员营造一个更安全的医疗环境。

胡　欣

2022 年 8 月 1 日于北京

前言

《药品使用风险管理实用手册》系列丛书作为中国药品监督管理研究会药品使用监管研究专业委员会围绕"建体系、防风险、保安全"开展的学术研究成果的一部分，其目的是提高广大药师对药品使用各环节中风险管理的认知，给予临床药师用药指导，预防和降低用药风险、提升患者用药安全。本书是《药品使用风险管理实用手册》系列丛书之一，由风湿免疫领域的药学专家和药物警戒专家撰写，汇集了我国已批准上市的常用风湿免疫治疗药品说明书、国内外风险管理文件及相关指南中的用药信息。

本书共分为四章，阐述了风湿免疫治疗药品采购与贮存环节风险管理，包括购进、验收、信息录入、贮存相关风险管理。本书重点将药品临床使用中各环节的风险点分类汇总，根据欧盟 ICH 药物警戒相关指导文件中提出的标准将风险级别定为"已知风险""未知风险""缺失信息",并列出了相关支持文件中的风险管控措施。

　　希望本书能成为医师、药师日常用药的工具书,提升药师的服务价值,为建立我国医院药品风险管理体系打下坚实的基础。

编　者

2022 年 11 月

目录

第四章

特殊人群

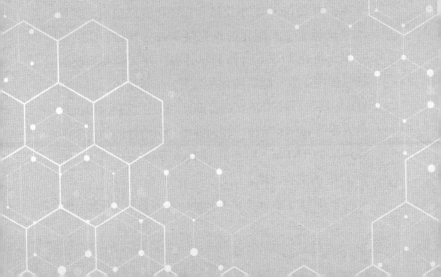

第一章

药品概述

第一节　风湿免疫治疗药品概况

肿瘤坏死因子（TNF-α）是一种主要由滑膜巨噬细胞产生的促炎症因子，在类风湿关节炎（RA）发病及骨破坏机制中起重要作用。目前临床使用较为广泛的有五种 TNF-α 拮抗剂，分别是依那西普（Etanercept，ETA）、英夫利西单抗（Infliximab，INF）、阿达木单抗（Adalimumab）、培塞利珠单抗（Certolizumab Pegol，CZP）和戈利木单抗（Golimumab）。ETA 是完全人源化的重组可溶性 TNF-α 受体二聚体与人 IgG1 Fc 段的融合蛋白，是美国食品药品管理局（FDA）批准用于治疗 RA 的第一个生物制剂；INF 是人 / 鼠嵌合的抗人 TNF-α 单克隆抗体，由人 IgG1 的恒定区和鼠源可变区组成；阿达木单抗是完全人源化的单克隆 TNF-α 抗体；CZP 是重组人源化 TNF-α 抗体 Fab' 片段，在大肠埃希菌表达系统中产生，随后纯化并与高分子量聚乙二醇（40 kDa）耦联，对 TNF-α 具有高亲和力；戈利木单抗是全人源的 IgG1κ 抗体，靶向并中和可溶性的和跨膜活性形式的 TNF-α，阻止其与 TNF 受体结合，从而抑制 TNF 的生物活性。

白细胞介素 -6（IL-6）是一种多效性细胞因子，

在很多自身免疫病的炎症反应和免疫应答中有重要作用。IL-6依赖与其可溶性IL-6受体α或模型受体结合，并通过gpl30完成细胞内信号转导以发挥其一系列生物学活性。

白细胞介素-17（IL-17）是AS中最活跃的细胞因子之一，通过核转录因子-κB活化因子受体（RANK）直接促进破骨细胞生成，与TNF-α一起发挥作用，通过RANK-RANKL系统触发骨破坏，并通过表达Dickkopf相关蛋白1（Dkk1）抑制骨形成，从而抑制Wnt途径。IL-17具有双重作用，因为它不仅可以通过与TNF-α的互补作用促进骨破坏，而且可以促进炎症部位或暴露在机械应力下的骨形成。而其中最直接的方法是用抗IL-17的单克隆抗体干扰IL-17，其他的可能性是通过抗IL-17受体抗体或间接抑制IL-23来实现的。因此，IL-17通路为强直性脊柱炎（AS）新疗法的开发提供了一个很有前途的靶点。

B细胞的核心作用是产生抗体，此外还能将抗原呈递给T细胞、激活T细胞和促进促炎症细胞因子的产生，包括IL-1、IL-4、IL-6、IL-8、IL-10、IL-12、TNF-α、VEGF、MCP和巨噬细胞移动抑制因子（macrophage migration inhibitory factor, MIF）。利妥昔单抗是嵌合型IgG1 mAb，可消耗B细胞，诱导补体介导的细胞毒作用，并刺激细胞凋亡，但对自身抗体

的滴度只有很小和 / 或非特异性的影响。用于治疗淋巴细胞增生性疾病和一些风湿性疾病。

贝利尤单抗是抗 B 淋巴细胞刺激因子（B lymphocyte stimulator, BLyS）的 mAb，通过结合可溶性 BLyS，阻止其结合和刺激 B 细胞，该药可用于治疗系统性红斑狼疮，目前正研究该药用于其他疾病，如干燥综合征。

风湿免疫治疗药品作用机制见表 1-1。

表 1-1 风湿免疫治疗药品作用机制

药品	作用机制
依那西普	依那西普是由 75KD 人肿瘤坏死因子受体功能区和人 IgG 组成的可溶性 TNF-α 受体融合蛋白，通过阻止 TNF-α 与细胞表面的 TNF 受体结合而抑制其活性，减轻炎性反应。其作用机制可能包括： （1）降低炎性细胞因子（如 IL-6、MMP-1、MMP-3）的产生； （2）抑制辅助 T 细胞向炎症区域的趋化； （3）增加骨形成和抑制骨吸收
英夫利西单抗	英夫利西单抗是 TNF-α 人鼠嵌合的（含 25% 鼠蛋白和 75% 人蛋白）单克隆抗体，通过结合具有生物学活性的可溶性膜结合型 TNF-α，竞争性抑制 TNF-α 与 p55/p75 受体的结合，从而使 TNF-α 失去活性，不抑制 TNF-β 的活性
阿达木单抗	阿达木单抗是一种完全人源化的重组 TNF-α 单克隆抗体，是人单克隆 D2E7 重链和轻链经二硫键结合的二聚物。可以与 TNF 特异性结合，通过阻断 TNF 与 p55 和 p75 细胞表面 TNF 受体的相互作用从而消除其生物学功能。阿达木单抗还可以调节由 TNF 介导或调控的生物学效应，包括改变对白细胞游走起到重要作用的黏附分子的水平（ELAM-1，VCAM-1 和 ICAM-1，半数抑制浓度为 0.1-0.2nM）

药品	作用机制
培塞利珠单抗	培塞利珠单抗是聚乙二醇化人抗 TNF-α 抗体 Fab 片段产品 certolizumab pegol（CDD-870，Cimzia），其特殊部位连接着聚乙二醇，以延长循环半衰期，保持结合活性。培塞利珠单抗可剂量依赖性的中和与膜相关和可溶性的人 TNF-α
戈利木单抗	戈利木单抗是一种人源化 TNF-α 单克隆抗体，可与人可溶型和跨膜型 TNF-α 结合，抑制 TNF-α 与其受体结合，从而抑制 TNF-α 的生物学活性。戈利木单抗可调节 TNF-α 介导的生物学效应，包括 TNF-α 诱导促进白细胞浸润的黏附因子（E- 选择素、VCAM-1、ICAM-1）的表达和促炎细胞因子（IL-6、IL-8、G-CSF 和 GM-CSF）的分泌
托珠单抗	托珠单抗是抗 IL-6 受体的重组人源化 IgGl 亚组单克隆抗体，托珠单抗通过抑制 IL-6 与跨膜和可溶性 IL-6 受体的结合，阻断 IL-6 介导的信号转导，从而有效改善 RA 炎症和关节破坏
依奇珠单抗	依奇珠单抗是一种人源化的 IgG4 单克隆抗体，能够与细胞因子白介素 17A（IL-17A）发生特异性结合并抑制后者与 IL-17 受体的相互作用。IL-17A 是一种参与正常炎症及免疫应答的天然细胞因子。依奇珠单抗对促炎细胞因子与趋化因子的释放都具有抑制作用
司库奇尤单抗	司库奇尤单抗是一种人源化 IgG1 单克隆抗体，能够选择性结合细胞因子 - 白细胞介素 17A（IL-17A）并抑制其与 IL-17 受体的相互作用。IL-17A 是人体正常炎症和免疫应答过程中天然形成的细胞因子。司库奇尤单抗能够抑制促炎细胞因子和趋化因子的释放
利妥昔单抗	利妥昔单抗是一种人鼠嵌合性单克隆抗体，能特异性地与跨膜抗原 CD20 结合。CD20 抗原位于前 B 和成熟 B 淋巴细胞的表面，而造血干细胞、前 B 细胞、正常浆细胞或其他正常组织不表达 CD20。95% 以上的 B 细胞性非霍奇金淋巴瘤细胞表达 CD20。抗原抗体结合后，CD20 不会发生内在化，或从细胞膜上脱落进入周围的环境。CD20 不以游离抗原的形式在血浆中循环，因此不可能与抗体竞争性结合

续表

药品	作用机制
利妥昔单抗	利妥昔单抗与 B 细胞上的 CD20 抗原结合后，启动介导 B 细胞溶解的免疫反应。B 细胞溶解的可能机制包括：补体依赖的细胞毒作用（CDC），抗体依赖细胞的细胞毒作用（ADCC）
贝利尤单抗	贝利尤单抗是针对可溶性人 B 淋巴细胞刺激因子蛋白（BLyS，也称为 BAFF 和 TNFSF13B）的特异性人 IgG1 λ 单克隆抗体，可阻断可溶性 BLyS（一种 B 细胞存活因子）与其 B 细胞上的受体结合发挥作用。贝利尤单抗可抑制 B 细胞（包括自体反应性 B 细胞）的存活，抑制 B 细胞分化为产免疫球蛋白浆细胞

第二节　国内已上市药品信息

国内已有多个风湿免疫治疗药品上市，其中阿达木单抗注射液原研产品美国专利与欧洲专利已分别于 2016 年、2018 年到期，故有多种药品上市（表 1-2A、表 1-2B）。

表 1-2A 国内风湿免疫治疗药品上市信息

药品名称	注射用依那西普（Etanercept for Injection）	注射用英夫利西单抗（Infliximab for Injection）	阿达木单抗注射液（Adalimumab Solution for Injection）	培塞利珠单抗注射液（Certolizumab Pegol Injection）	戈利木单抗注射液（Golimumab Injection）
剂型	注射剂				
给药途径	皮下注射	静脉输注	皮下注射	皮下注射	皮下注射及静脉输注
医保	乙类	乙类	乙类	-	乙类
活性成分	在中国仓鼠卵巢细胞表达系统产生的人肿瘤坏死因子受体 p75 Fc 融合蛋白	人/鼠嵌合的抗人 TNF-α 单克隆抗体，由人 IgG1 的恒定区和鼠源可变区区组成	在中国仓鼠卵巢细胞中表达的重组全人源化肿瘤坏死因子-α 单克隆抗体	由大肠埃希菌（Escherichia coli）表达并与聚乙二醇（PEG）偶联的重组人源化抗肿瘤坏死因子-a（TNF-a）抗体 Fab 片段	全人源 IgG1κ 抗体，能够结合可溶形式和跨膜形式的人 TNF-α，从而阻止 TNF-α 与其受体的结合，抑制 TNF-α 的生物活性
ATC 编码	L04AB01	L04AB02	L04AB04	L04AB05	L04AB06

续表

药品名称	注射用依那西普（Etanercept for Injection）	注射用英夫利西单抗（Infliximab for Injection）	阿达木单抗注射液（Adalimumab Solution for Injection）	培塞利珠单抗注射液（Certolizumab Pegol Injection）	戈利木单抗注射液（Golimumab Injection）
原研	Pfizer Ltd.	Janssen Biologics B.V.	AbbVie Ltd.	UCB Pharma SA	Janssen Biologics B.V.
首次批准日期	2010-02-26	2006-05-17	2010-2-26	2019-7-12	2019-12-17
批准文号/注册证号	S20181009	S20171001	S20200007	S20190031	S20170050
生产企业	辉瑞	杨森	艾伯维、正大天晴、复宏汉霖、海正生物	优时比	杨森、百特

表 1-2B　国内风湿免疫治疗生物制剂上市信息

药品名称	托珠单抗注射液（Tocilizumab Injection）	依奇珠单抗注射液（Ixekizumab Injection）	司库奇尤单抗注射液（Secukinumab Injection）	利妥昔单抗注射液（Rituximab Injection）	注射用贝利尤单抗（Belimumab Powder for Concentrate for Solution for Injection）
剂型			注射剂		
给药途径	静脉滴注	皮下注射	皮下注射	静脉滴注	静脉滴注
医保			乙类		
活性成分	托珠单抗是一种重组人源化抗人白介素 6（IL-6）受体单克隆抗体，由中国仓鼠卵巢（CHO）细胞通过 DNA 重组技术制得	依奇珠单抗注射液是一种由 CHO 细胞生产的重组人源化单克隆抗体	司库奇尤单抗是一种通过重组中国仓鼠卵巢（CHO）细胞系表达的、能够特异性地结合于白细胞介素 -17A（IL-17A）的重组全人源化单克隆抗体	利妥昔单抗是一种人鼠嵌合性单克隆抗体	贝利尤单抗是针对可溶性人 B 淋巴细胞刺激因子蛋白的特异性人 IgG1 λ 单克隆抗体
ATC 编码	L04AC07	-	-	L01XC02	-

续表

药品名称	托珠单抗注射液（Tocilizumab Injection）	依奇珠单抗注射液（Ixekizumab Injection）	司库奇尤单抗注射液（Secukinumab Injection）	利妥昔单抗注射液（Rituximab Injection）	注射用贝利尤单抗（Belimumab Powder for Concentrate for Solution for Injection）a
原研	Roche Pharma（Schweiz）Ltd.	Eli Lilly and Company	Novartis Pharma Stein AG	Roche Pharma（Schweiz）AG	Glaxo Smith Kline（Ireland）Limited
首次批准日期	2013-03-26	2019-08-29	2019-03-28	2006-10-13	2019-07-12
批准文号/注册证号	JS20170010	JS20190018	S20190023	S20190032	S20170002
生产企业	罗氏	礼来	诺华	罗氏、信达生物、复宏汉霖	葛兰素史克

2

第二章
药品采购与贮存
环节风险管理

根据 ICH 指南（E2E 药物警戒计划）将药品相关风险分为三大类：重要的已知风险、重要的潜在风险和缺失信息。生物制剂的重要风险是需要特殊风险管理活动以进一步调查或最小化风险的风险，以便可以安全管理药品。重要风险可以视为已识别的或潜在的。对于已确定的风险，可以充分证明与生物制剂的使用有关。基于现有数据，可能存在与使用这种药物关联的潜在风险，但这种关联尚未确定，需要进一步评估。信息缺失是指有关目前缺失并需要收集的药品安全性的信息（例如，关于药物的长期使用）。

第一节 采购环节风险管理

药品采购环节风险管理的主要目标是依法、适时购进质量优良、价格适宜的药品。《中华人民共和国药品管理法》规定医疗机构购进药品，应当建立并执行进货检查验收制度，验明药品合格证明和其他标识；不符合规定要求的，不得购进和使用。表 2-1 提供了风湿免疫治疗药品采购环节可能需要进行核实的信息，仅供参考。

表 2-1 风湿免疫治疗药品采购基本信息

药品	规格	包装	生产企业
注射用依那西普	25mg/瓶：2瓶或4瓶/盒	带橡胶塞的透明玻璃瓶（4ml，Ⅰ型玻璃）。铝封和塑料易拉盖。包装中配有填充注射用水的注射器，该注射器由Ⅰ型玻璃制成并配有不锈钢针	辉瑞
注射用英夫利西单抗	100mg/支：1瓶/盒	玻璃瓶装，1瓶/盒	杨森
阿达木单抗注射液	20mg/0.2ml：2支/盒	在带有针套的预充式注射器中装有含40mg的阿达木单抗注射用溶液	艾伯维
	40mg/0.8ml：1支/盒；40mg/0.8ml：5支/盒	在带有针套的预充式注射器中装有含40mg的阿达木单抗注射用溶液 在包装内含有一支带有针套的预充式注射器（0.8ml无菌溶液），附一个酒精棉片	正大天晴
	40mg/0.8ml：1支/盒	西林瓶装，配一次性使用无菌注射器1支，带注射针	复宏汉霖
	40mg/0.8ml：1支/盒	在带有护帽的预灌封注射器组合件（带注射针）中装有含40mg本品（阿达木单抗）的注射用溶液 在塑托包装内含有一支带有护帽的预灌封注射器组合件（带注射针），内含0.8ml无菌溶液	海正生物
培塞利珠单抗注射液	200mg：2支（含2个酒精棉片）/盒	带柱塞（溴丁基橡胶）的1ml预填充注射器（Ⅰ型玻璃），含200mg培塞利珠单抗	优时比

药品	规格	包装	生产企业
戈利木单抗注射液	50mg/0.5ml：1 支 / 盒	预充式注射器（Ⅰ型玻璃）中装有 0.5ml 溶液，有一个固定的针头（不锈钢），预充式注射器上带有针头保护帽（橡胶中含有乳胶）	杨森、百特
托珠单抗注射液	80mg/4ml：1 瓶 / 盒，4 瓶 / 盒；200mg/10ml：1 瓶 / 盒，4 瓶 / 盒；400mg/20ml：1 瓶 / 盒，4 瓶 / 盒	玻璃瓶装	罗氏
依奇珠单抗注射液	80mg/ml：1 支 / 盒	1ml 溶液装于Ⅰ型透明玻璃注射器中。注射器封装于一次性使用的单剂量自动注射器中	礼来
司库奇尤单抗注射液	150mg/ml：1 支 / 盒；150mg/ml：2 支 / 盒	将含有司库奇尤单抗的注射液灌装入 1ml 预装式注射器的玻璃针筒中，并且用连接在活塞杆（注意：活塞杆为安全性装置的一部分）上的橡胶塞封闭针筒。针头采用橡胶针帽包裹；刚性外壳可以稳定并且保护密封系统。针筒、针头和推杆进行硅化处理。注意彩色编码环的颜色为粉色	诺华
利妥昔单抗注射液	100mg/10ml：1 瓶 / 盒，2 瓶 / 盒	玻璃瓶装	罗氏

药品	规格	包装	生产企业
利妥昔单抗注射液	100mg/10ml：1瓶/盒	玻璃瓶装	复宏汉霖、信达生物
注射用贝利尤单抗	120mg：1瓶/盒 400mg：1瓶/盒	玻璃瓶（5ml）装 玻璃瓶（20ml）装	葛兰素史克

一、购进

药品购进为医院的医疗提供重要的保障，其核心是及时、准确地为临床提供质优价廉的药品，满足病人的用药需求。采购环节的管理可以分为对药品供应端的管理和对医疗机构内部环节的管理。各医疗机构应根据机构内的药品采购制度、紧急药品采购管理制度等相应工作流程制定风险管理措施。表2-2仅提供参考。

表2-2　购进环节风险管理措施

风险来源主体	风险点	具体描述
药品供应端	药品经营企业资质档案的建立	包括对其材料的收集、审核、归档和维护，从而保证医院购入的药品质量可靠、价格合理、供应及时
医疗机构内部	药品供应的管理	配送及时性、中标品种被撤标、部分药品无药可供导致医院药品供应短缺

二、验收

各医疗机构应根据机构内的药品入库验收流程安排相应工作，可参考本章第一节表格中提供的药品相关信息。

三、信息录入

随着医疗机构药品信息电子化的普及，药品信息的维护也成为了采购环节风险管理的一部分。药品信息的准确性和有效性与药品使用的许多环节均有关联，包括处方开具、处方审核、发药给药确认，处方点评、用药动态监测、特殊药物使用监测管理等，也直接影响医疗机构的药品目录调整、合理用药的动态监测、药品安全性监管和医疗质量管理等工作。

第二节　贮存环节风险管理

药品贮存应严格按照药品说明书及药品特性使用合适的设备在适宜条件下合理贮存药品，保证药品的合格与安全（表2-3，表2-4）。根据不同医疗机构内相关要求，应参考相关制度如药品储存与养护管理制度、危险品管理制度等，按流程安排工作。

表 2-3　贮存环节的风险管理措施

药品	温度	光照	环境	性状	有效期	生产企业
注射用依那西普	在冰箱内储存（2~8℃），不能进行冷冻	避光保存	保存在包装盒内	白色冻干粉，溶剂为澄清、无色液体	36 个月	辉瑞
注射用英夫利西单抗	2~8℃，不可冷冻	避光保存		白色固体，溶解后为无色至淡黄色液体，泛乳白色光，无异物	36 个月	杨森
阿达木单抗注射液	在冰箱内储存（2~8℃），不能进行冷冻	避光保存	保存在包装盒内	澄明液体	24 个月	艾伯维
	2~8℃，不能进行冷冻	避光保存		澄明液体、可带轻微乳白色光	18 个月	正大天晴
	2~8℃，不能进行冷冻	避光保存	未使用的西林瓶和注射器应保存在包装盒内	无色或淡黄色澄明液体	24 个月	复宏汉霖
	2~8℃，不可冷冻	避光保存		无色或微黄色澄明液体，可略带乳白色光	24 个月	海正生物

药品	温度	光照	环境	性状	有效期	生产企业
培塞利珠单抗注射液	冷藏保存（2~8℃），不得冷冻	避光保存	预填充注射剂置于外盒内	澄清至乳白色、无色至黄色液体。溶液的pH值约为4.7	24个月	优时比
戈利木单抗注射液	2~8℃保存	避光保存		无色至淡黄色液体	22个月	杨森、百特
托珠单抗注射液	2~8℃保存，不得冷冻	避光保存		澄清至半透明的无色至淡黄色液体	30个月	罗氏
依奇珠单抗注射液	冷藏条件下（2~8℃），不可冷冻	避免光照	存放在原包装中，不可摇晃本品	为澄清至乳白色光，无色至微黄色至微棕色溶液，基本无可见颗粒	24个月	礼来
司库奇尤单抗注射液	冷藏条件下（2~8℃）保存，不得冷冻	避光保存	置于原包装中直至使用。请勿摇晃，以免产生泡沫	无色至淡黄色液体	24个月	诺华
利妥昔单抗注射液	2~8℃	避光保存		澄清至乳白色光，无色至淡黄色液体	30个月	罗氏
				无色或淡黄色澄明液体	30个月	复宏汉霖
				澄明至微乳白色光，无色至微黄色液体，无异物	36个月	信达生物

药品	温度	光照	环境	性状	有效期	生产企业
注射用贝利尤单抗	冰箱内冷藏（2~8℃）保存，请勿冻存	避光贮藏	置于原包装内	白色至类白色饼状物	60个月	葛兰素史克

表2-4 药品特殊保存条件

药品	温度	光照	有效期	备注	生产企业
注射用依那西普	贮存于2~8℃冰箱内		6小时	在注射前，应使冷藏的溶液达到室温。如未能在6小时内使用，应将溶液丢弃	辉瑞
阿达木单抗注射液	常温（≤25℃）	避光保存	14天	不可再返回冷藏储存（2~8℃），在14天内没有使用或储存温度超过25℃应丢弃	艾伯维、正大天晴
培塞利珠单抗注射液	室温（≤25℃）	避光保存	10天	在此期间结束时，必须使用或丢弃剂量分配器盒	优时比
利妥昔单抗注射液	室温		12小时	超过药品包装盒上的有效期后不得再继续使用	罗氏、复宏汉霖、信达生物
	2~8℃		24小时		
注射用贝利尤单抗	2~8℃	避光保存	不超过8小时	复溶溶液	葛兰素史克
	室温（15~25℃）			复溶并稀释后的溶液	

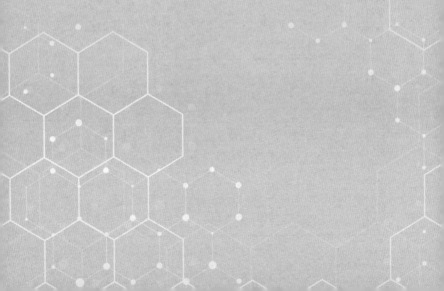

3

第三章

临床使用管理

第一节　处方环节风险管理

　　处方审核是药品临床使用风险管理中十分重要的一个环节。除逐项检查处方的清晰、完整及合法性外，药师应重点对用药适宜性进行审核。根据《处方管理办法》，药师调剂处方时必须做到"四查十对"，即查处方，对科别、姓名、年龄；查药品，对药名、规格、数量、标签；查配伍禁忌，对药品性状、用法用量；查用药合理性，对临床诊断。

　　对于生物制剂等创新药，还应额外注意其配伍禁忌、不良反应的应急处理、剂量的准确等。

一、适应证

1. 说明书中标注的适应证

风湿免疫治疗药品说明书中标注的适应证见表3-1。

表3-1　风湿免疫治疗药品说明书中标注的适应证

药品通用名	适应证
注射用依那西普	**类风湿关节炎** 中度至重度活动类风湿关节炎的成年患者对包括甲氨蝶呤（如果不禁忌使用）在内的 DMARD（改善病情的抗风湿药）无效时，可用依那西普与甲氨蝶呤联用治疗

22

药品通用名	适应证
注射用依那西普	已证实依那西普单独使用或与甲氨蝶呤联用时，可降低 X 线检测的关节损害进展率，并改善关节功能 **强直性脊柱炎** 重度活动性强直性脊柱炎成年患者对常规治疗无效时可使用依那西普治疗
注射用英夫利西单抗	**类风湿关节炎** 与甲氨蝶呤合用可用于：减轻症状和体征；改善身体机能，预防患者残疾 **克罗恩病** 对于接受传统治疗效果不佳的中重度活动性克罗恩病患者，可用于：减轻症状和体征；达到并维持临床疗效；促进黏膜愈合；改善生活质量；使患者减少皮质激素用量或停止使用皮质激素 **瘘管性克罗恩病** 对于瘘管性克罗恩病患者，可用于：减少肠 - 皮肤瘘管和直肠 - 阴道瘘管的数量，促进并维持瘘管愈合；减轻症状和体征；改善生活质量 **强直性脊柱炎** 对于活动性强直性脊柱炎患者，本品可用于：减轻症状和体征，包括增加活动幅度；改善身体机能；改善生活质量 **银屑病** 用于需系统治疗且对环孢素、甲氨蝶呤或光化学疗法等其他系统治疗无效、禁忌或不耐受的慢性重度斑块型银屑病成年患者 仅用于能在医师的密切监测下进行治疗并由医师进行定期随访的患者
阿达木单抗	**类风湿关节炎** 与甲氨蝶呤合用，用于治疗：对改善病情抗风湿药（DMARDs），包括甲氨蝶呤疗效不佳的成年中重度活动性类风湿关节炎患者 与甲氨蝶呤联合用药，可以减缓患者关节损伤的进展（X 线检测），并且可以改善身体机能

药品通用名	适应证
阿达木单抗	**强直性脊柱炎** 用于常规治疗效果不佳的重度活动性强直性脊柱炎成年患者 **银屑病** 用于需要进行系统治疗的中度慢性斑块状银屑病成年患者 **葡萄膜炎** 本品适用于治疗对糖皮质激素应答不充分、需要节制使用糖皮质激素或不适合进行糖皮质激素治疗的非感染性中间葡萄膜炎、后葡萄膜炎和全葡萄膜炎成年患者 应只给予将会被密切监测并由医师定期随访的患者
培塞利珠单抗	**类风湿关节炎** 本品与甲氨蝶呤（MTX）合用，用于治疗：对改善病情抗风湿药（DMARDs）（包括 MTX）疗效不佳的中重度活动性类风湿关节炎成年患者 与 MTX 联合用药时，可以减缓患者关节损伤的进展速度（X 线检测），并且可以改善身体机能
戈利木单抗	**类风湿关节炎** 本品联合甲氨蝶呤（MTX）适用于治疗对包括 MTX 在内的改善病情抗风湿药（DMARDs）疗效不佳的中至重度活动性类风湿关节炎成年患者。联合 MTX 已被证实能够降低关节损害（X 线检测）进展的发生率并改善身体机能 **强直性脊柱炎** 适用于治疗活动性强直性脊柱炎成年患者
托珠单抗	**类风湿关节炎** 本品与甲氨蝶呤（MTX）或其他 DMARDs 联用，用于治疗对改善病情抗风湿药（DMARDs）治疗应答不足的中至重度活动性类风湿关节炎成年患者 **全身型幼年特发性关节炎** 本品治疗前经非甾体抗炎药（NSAIDs）和糖皮质激素治疗应答不足的 2 岁或 2 岁以上儿童的活动性全身型幼年特发性关节炎（sJIA），可作为单药治疗（对甲

续表

药品通用名	适应证
托珠单抗	氨蝶呤不耐受或不宜接受甲氨蝶呤治疗）或者与甲氨蝶呤联合使用 **细胞因子释放综合征** 用于成人和2岁及以上儿童患者由嵌合抗原受体CAR-T细胞引起的重度或危及生命的细胞因子释放综合征
依奇珠单抗	**银屑病** 用于治疗适合系统治疗或光疗的中度至重度斑块型银屑病成年患者 **强直性脊柱炎** 用于常规治疗疗效欠佳的活动性强直性脊柱炎成年患者
司库奇尤单抗	**银屑病** 用于治疗符合系统治疗或光疗指征的中至重度斑块状银屑病的成年患者 **强直性脊柱炎** 用于常规治疗疗效欠佳的强直性脊柱炎的成年患者 **儿童及青少年银屑病** 用于治疗符合系统治疗或光疗指征的中度至重度斑块状银屑病6岁及以上儿童患者
利妥昔单抗注射液	复发或耐药的滤泡性中央型淋巴瘤（国际工作分类B、C和D亚型的B细胞非霍奇金淋巴瘤）的治疗 先前未经治疗的CD20阳性Ⅲ-Ⅳ期滤泡性非霍奇金淋巴瘤，患者应与化疗联合使用 CD20阳性弥漫大B细胞性非霍奇金淋巴瘤（DLBCL）应与标准CHOP化疗（环磷酰胺、阿霉素、长春新碱、强的松）8个周期联合治疗
注射用贝利尤单抗	与常规治疗联合，适用于在常规治疗基础上仍具有高疾病活动（例如：抗ds-DNA抗体阳性及低补体、SELENA-SLEDAI评分≥8）的活动性、自身抗体阳性的系统性红斑狼疮（SLE）成年患者

2. 阿达木单抗生产企业批准适应证

阿达木单抗生产企业批准适应证见表 3-2。

表 3-2　阿达木单抗生产企业批准适应证

药品通用名	生产企业	类风湿关节炎	强直性脊柱炎	银屑病	葡萄膜炎
阿达木单抗	艾伯维	+	+		
	正大天晴	+	+	+	
	复宏汉霖	+	+	+	+
	海正生物	+	+	+	

注：其他生物制剂的适应证不存在生产企业差异。

3. 国外获批适应证

风湿免疫药品国外获批适应证见表 3-3。

表 3-3　风湿免疫药品国外获批适应证

药品通用名	生产企业	获批适应证
伊那西普	辉瑞 & 安进	类风湿关节炎
		青少年多发性关节炎
		银屑病关节炎
		强直性脊柱炎
		斑块状银屑病
英夫利西单抗	强生 & 默克	成人克罗恩病
		少儿克罗恩病
		溃疡性结肠炎
		少儿溃疡性结肠炎
		类风湿关节炎
		强直性脊柱炎
		银屑病关节炎
		斑块状银屑病

药品通用名	生产企业	获批适应证
阿达木单抗	艾伯维	类风湿关节炎
		青少年多发性关节炎
		银屑病关节炎
		强直性脊柱炎
		成人克罗恩病
		少儿克罗恩病
		溃疡性结肠炎
		斑块状银屑病
		化脓性汗腺炎
		葡萄膜炎
培塞利珠单抗	优时比	克罗恩病
		类风湿关节炎
		银屑病关节炎
		强直性脊柱炎
戈利木单抗	强生＆默克＆三菱田边	类风湿关节炎
		银屑病关节炎
		强直性脊柱炎
		溃疡性结肠炎
托珠单抗	罗氏	巨细胞动脉炎
		类风湿关节炎
		系统性硬化症相关的间质性肺病
		儿童幼年特发性关节炎
		全身型幼年特发性关节炎
		细胞因子释放综合征
依奇珠单抗	礼来	银屑病关节炎
		中至重度斑块状银屑病儿童患者（6岁至18岁以下）和成年患者
		强直性脊柱炎

药品通用名	生产企业	获批适应证
司库奇尤单抗	诺华	斑块状银屑病
		儿童及青少年银屑病
		强直性脊柱炎
		放射学阴性中轴型脊柱关节炎
利妥昔单抗	罗氏	对一种或多种肿瘤坏死因子（TNF）拮抗剂治疗反应不足的中至重度活动性类风湿关节炎
		显微镜下多血管炎（MPA）
		肉芽肿性多血管炎（GPA）
		难治性重症系统性红斑狼疮
贝利尤单抗	葛兰素史克	系统性红斑狼疮

二、用法用量

风湿免疫治疗药物用法用量见表 3-4。

表 3-4　风湿免疫治疗药物用法用量

药品通用名	用法用量
注射用依那西普	用法：注射部位为大腿、腹部和上臂，注射方式为皮下注射。每次在不同部位注射，与前次注射部位至少相距 3cm。禁止注射于皮肤柔嫩、瘀伤、发红或发硬部位。注射前，一次性的预填充注射液需先达到室温（大约 15~30 分钟）。在达到室温的过程中针头的保护盖不应移除。溶液澄清、无色或淡黄色溶液，或包含小的透明或白色的蛋白粒 用量： **类风湿关节炎：** 推荐剂量为 25mg 每周二次（间隔72~96 小时）或 50mg 每周一次，已证实 50mg 每周一

药品通用名	用法用量
注射用依那西普	次的给药方案是安全有效的 **强直性脊柱炎：** 推荐剂量为 25mg 每周二次（间隔 72~96 小时）或 50mg 每周一次
注射用英夫利西单抗	用法：静脉滴注 用量： **类风湿关节炎：** 首次给予本品 3mg/kg，然后在首次给药后的第 2 周和第 6 周及以后每隔 8 周各给予一次相同剂量。本品应与甲氨蝶呤合用。对于疗效不佳的患者，可考虑将剂量调整至 10mg/kg，和 / 或将用药间隔调整为 4 周 **中重度活动性克罗恩病、瘘管性克罗恩病：** 首次给予本品 5mg/kg，然后在首次给药后的第 2 周和第 6 周及以后每隔 8 周各给予一次相同剂量。对于疗效不佳的患者，可考虑将剂量调整至 10mg/kg **强直性脊柱炎：** 首次给予本品 5mg/kg，然后在首次给药后的第 2 周和第 6 周及以后每隔 6 周各给予一次相同剂量 **斑块状银屑病：** 首次给予本品 5mg/kg，然后在首次给药后的第 2 周和第 6 周及以后每隔 8 周各给予一次相同剂量。若患者在第 14 周后（即 4 次给药后）没有应答，不应继续给予本品治疗 **银屑病患者再次给药：** 银屑病患者相隔 20 周后再次单次给药的经验有限，与最初的诱导治疗相比，提示本品的有效性降低，且轻到中度输液反应增加 疾病复发后，有限的反复诱导治疗经验表明，与 8 周维持治疗相比，输液反应增加（包括严重反应） 如维持治疗中断，不推荐再次启动诱导治疗，应按照维持治疗再次给药
阿达木单抗	用法：应在具有类风湿关节炎、强直性脊柱炎诊断和治疗经验的专科医生的指导监控下进行。对于那些治疗医师认为适当，并能在必要时进行医疗随访的患者，在接受了正确注射技术培训后，可以自行注射给药 用量： **类风湿关节炎：** 对于患有类风湿关节炎的成年患者，

药品通用名	用法用量
阿达木单抗	建议用量为 40mg 阿达木单抗，每两周皮下注射单剂量给药本品治疗的过程中，应继续使用甲氨蝶呤 在疗程中可以继续使用糖皮质激素、水杨酸类药物非甾体类抗炎药或者镇痛药。在单一药物治疗时，如某些患者出现治疗效果下降，可以将用药剂量增加为每周注射 40mg 阿达木单抗以改善疗效 **中断给药：** 如果在手术前或发生严重的感染，可能需要中断给药 已有数据表明间隔 70 天或更长时间后再次使用，都会达到与中断给药之前相同程度的临床应答与安全性 **强直性脊柱炎：** 对于患有强直性脊柱炎的成年患者，建议用量为 40mg 阿达木单抗，每两周皮下注射单剂量给药 对于所有上述的适应证，已有数据表明通常在治疗 12 周内可获得临床应答，对在该治疗期间内未出现临床应答的患者，应谨慎考虑是否继续治疗 **银屑病：** 对于患有银屑病的成年患者，本品的建议用量为首次皮下注射 80mg，然后自首次给药后一周开始每两周皮下注射 40mg 在治疗 16 周内未出现临床应答的患者，应慎重考虑是否继续治疗。治疗超过 16 周，应答不充分的患者可通过增加给药频率至每周 40mg 来获益。给药频率增加后，对于应答仍不充分的患者，应当仔细重新考虑继续每周一次阿达木单抗治疗的获益和风险。如果因给药频率增加而获得了充分应答，则后续的剂量可减少至每两周 40mg 尚未在对照临床试验中对阿达木单抗用于中重度慢性斑块状银屑病患者超过一年的安全有效性进行过评估 **葡萄膜炎：** 葡萄膜炎成年患者接受本品的推荐剂量方案为：首次皮下注射 80mg，然后自首次给药后一周开始每两周 40mg 皮下注射。单用本品起始治疗的经验有限。可联用糖皮质激素和 / 或其他非生物免疫调节剂起始治疗。采用本品进行治疗后 2 周，可根据临床实践逐步减少联用糖皮质激素剂量

药品通用名	用法用量
培塞利珠单抗	用法：预填充注射器中全部内容物（1ml）仅用于皮下注射，适宜注射部位包括大腿和腹部。对于那些治疗医师认为适当、并能在必要时进行医疗随访的患者，在接受了正确的注射技术培训后，可以使用预填充注射器自行注射给药 用量： 负荷剂量：培塞利珠的推荐成人起始剂量为第 0、2、4 周给予 400mg（皮下注射 2 次，每次 200mg）。如果允许，在培塞利珠单抗治疗期间应继续使用 MTX 维持剂量：起始剂量后，培塞利珠单抗对类风湿关节炎成年患者的推荐维持剂量为 200mg 每 2 周 1 次。一旦证实有临床缓解，可以考虑使用另一个维持剂量为 400mg 每 4 周 1 次。如果允许，在培塞利珠单抗治疗期间应继续使用 MTX 已有数据表明通常在治疗 12 周内就会有临床应答。对于在首次给药后 12 周内没有治疗受益证据的患者，应慎重考虑是否需要继续治疗
戈利木单抗	用法：静脉滴注及皮下注射 用量： **类风湿关节炎：** 50mg，每月 1 次给药。应与 MTX 联合使用 **强直性脊柱炎：** 50mg，每月 1 次给药
托珠单抗	用法：静脉滴注时间在 1 小时以上 用量： **类风湿关节炎：** 注意：用于尽管甲氨蝶呤治疗最大耐受性仍未达到治疗目标的患者的辅助治疗；在具有中度至高疾病活性的疾病修饰性抗风湿药（DMARDs）患者中，也可以作为甲氨蝶呤的替代药物。避免与生物 DMARDs 结合使用；可与甲氨蝶呤或其他非生物性 DMARDs 联合使用。如果中性粒细胞（ANC）< 2×10^9/L，血小板 < 100×10^9/L，或者如果 ALT 或 AST > 1.5 倍 ULN。如果患者出现严重感染，则中断治疗，直到感染得到控制

药品通用名	用法用量
托珠单抗	初始剂量：4mg/kg，每 4 周一次；根据临床反应，可每 4 周增加一次至 8mg/kg（最大剂量：800mg） 体重＜ 100kg：162mg，每隔一周一次；根据临床反应，每周增加一次至 162mg 体重≥ 100kg：162mg，每周一次 从静脉注射疗法过渡到皮下注射疗法：给予第一个皮下注射剂量而不是下一个预定的静脉滴注剂量 **全身型幼年特发性关节炎：** 托珠单抗可以单独应用或和甲氨蝶呤联合使用。对于 sJIA 患者，推荐每 2 周静脉滴注 1 次，建议托珠单抗静脉滴注时间在 1 小时以上 推荐剂量： 每 2 周给药一次 患者体重＜ 30kg　12mg/kg 患者体重≥ 30kg　8mg/kg **巨细胞动脉炎：** 注意：如果中性粒细胞（ANC）＜ 2×10^9/L，血小板＜ 100×10^9/L，或者 ALT 或 AST ＞ 1.5 倍 ULN。如果患者出现严重感染，则中断治疗，直到感染得到控制 初始：6mg/kg，每 4 周一次（与糖皮质激素逐渐减量疗程联合使用）；最大剂量：600mg。托珠单抗可在糖皮质激素停药后作为单药治疗给药 皮下注射：162mg，每周一次（与糖皮质激素逐渐减少疗程相结合）；根据临床考虑，可考虑每隔一周一次 162mg（糖皮质激素逐渐减量）。托珠单抗可在糖皮质激素停药后作为单药治疗给药 从静脉注射疗法过渡到皮下注射疗法：给予第一个皮下注射剂量而不是下一个预定的静脉滴注剂量 **系统性硬化症相关的间质性肺疾病：** 注意：如果中性粒细胞（ANC）＜ 2×10^9/L，血小板＜ 100×10^9/L，或者 ALT 或 AST ＞ 1.5 倍 ULN。如果患者出现严重感染，则中断治疗，直到感染得到控制 皮下注射：162mg，每周一次。

药品通用名	用法用量
依奇珠单抗	用法：皮下注射，根据体重计算所需依奇珠单抗溶液的体积，从100ml无菌无热原的生理盐水输液袋中抽取等体积的生理盐水弃去，然后将计算所需的依奇珠单抗溶液注入该输液袋，使之稀释，且最终体积为100ml。混匀溶液，小心倒置以避免产生气泡 用量： **强直性脊柱炎：**一次160mg，随后80mg，每4周一次 **非影像学轴性脊柱关节炎：**80mg，每4周一次 **斑块状银屑病：**一次160mg，随后在第2、4、6、8、10和12周服用80mg，然后每4周服用80mg。注意：一些患者可能需要每2周维持剂量80mg（AAD-NPF[Menter 2019]） **银屑病关节炎：**一次160mg，随后80mg，每4周一次；可单独给药或与常规改善病情的抗风湿药物（如甲氨蝶呤）联合使用。注意：对于同时存在中至重度斑块状银屑病的银屑病关节炎患者，请使用斑块状银屑病的给药方案
司库奇尤单抗	用法：皮下注射，应避免在银屑病皮损部位进行注射 用量： **强直性脊柱炎：** 负荷剂量：第0、1、2、3和4周150mg，然后每4周150mg；对于继续患有活动性强直性脊柱炎的患者，考虑每4周增加至300mg 无负荷剂量：每4周150mg；对于继续患有活动性强直性脊柱炎的患者，考虑每4周增加至300mg **中轴性脊柱关节炎（非影像学检查）：** 负荷剂量：第0、1、2、3和4周150mg，然后每4周150mg 无负荷剂量：每4周150mg **斑块状银屑病：**300mg，每周一次，第0、1、2、3和4周，然后每4周300mg。一些患者可能只需要每剂150mg **银屑病关节炎：** 负荷剂量：第0、1、2、3和4周150mg，然后每4周

药品通用名	用法用量
司库奇尤单抗	150mg；对于继续患有活动性银屑病关节炎的患者，考虑每4周增加至300mg 无负荷剂量：每4周150mg；对于继续患有活动性银屑病关节炎的患者，考虑每4周增加至300mg **共存的中至重度斑块状银屑病：**300mg，每周一次，第0、1、2、3和4周，随后每4周300mg。一些患者可能只需要每剂150mg
利妥昔单抗	用法：静脉滴注，在无菌条件下抽取所需剂量的利妥昔单抗，置于无菌无致热源的0.9%氯化钠溶液或5%葡萄糖溶液的输液袋中，稀释到利妥昔单抗的浓度为1mg/ml。轻柔的颠倒注射袋使溶液混合并避免产生泡沫。静脉使用前应观察注射液有无微粒或变色 用量： **皮肌炎/多发性肌炎、难治性疾病：** 注意：用于对常规诱导方案反应不足的患者（如全身性糖皮质激素加硫唑嘌呤或甲氨蝶呤）。最佳剂量、频率和治疗持续时间尚未确定，并且根据机构方案而有所不同 1g，每2周一次，每次2剂（Mahler 2011；诺斯 2006；Oddis 2013） **肉芽肿性多血管炎或显微镜下多血管炎：** 注意：最佳剂量、频率和治疗持续时间尚未确定，并且根据疾病严重程度、受累器官系统和机构方案而有所不同 诱导治疗：375mg/m²，每周一次，4剂（制造商的标签）或1g，每2周一次，共2剂（Smith 2012）；对于任何一种给药方案，均与全身性糖皮质激素联合使用 维持治疗（通过诱导实现疾病控制后）：注意如果使用利妥昔单抗诱导治疗活动性疾病，请在最后一次利妥昔单抗诱导剂量后的4~6个月内开始利妥昔单抗维持治疗。如果诱导治疗基于环磷酰胺，请在WBC恢复后1个月内开始利妥昔单抗维持治疗。持续时间根据复发风险而变化，可能从6个月到无限期使用不等（Charles 2018；吉列文 2014；彭德格拉夫特 2014；史密斯 2012；制造商的标签）

药品通用名	用法用量
利妥昔单抗	500mg，每 2 周一次，每次 2 剂，然后 500mg 或 1g，每 4~6 个月一次（Charles 2018；吉列文 2014；彭德格拉夫特 2014；史密斯 2012；制造商的标签）。或者，一些专家更喜欢每 2 周一次省略 500mg，每次 2 剂量，每 4~6 个月一次，每次 500mg 或 1g；其他专家仅在外周 CD19$^+$ 淋巴细胞计数重组和 ANCA 滴度变为阳性时间歇性地重新给药 500mg 或 1g（Merkel 2021） **IgG4 相关疾病：** 注意：IgG4 相关疾病通常表现为 1 型（IgG4 相关）自身免疫性胰腺炎；IgG4 相关的硬化性胆管炎；主要唾液腺肿大或硬化性唾液腺炎；眼眶疾病，通常伴有眼球突出；腹膜后纤维化。考虑用于对诱导反应不完全或无法充分减少糖皮质激素治疗的患者（Moutsopoulos 2021） 1g，每 15 天一次，每次 2 剂（Carruthers 2015；Ebbo 2017；科斯罗沙希 2010；Khosroshahi 2012） **免疫性血小板减少症：** 注意：可作为单一药物用于对糖皮质激素血小板计数反应不足的患者。还报道了与其他疗法联合使用。最佳剂量、频率和持续时间尚未确定，并且根据机构方案而有所不同 375mg/m^2 每周一次，4 剂（Arnold 2007；戈多 2008；普罗万 2010；Provan 2019） **狼疮性肾炎，弥漫性或局灶性，耐药：** 注意：考虑用于对初始治疗有抵抗力的患者（如糖皮质激素与霉酚酯或环磷酰胺联合使用）。利妥昔单抗可与麦考酚酯、钙调磷酸酶抑制剂或环磷酰胺联合使用。最佳剂量、频率和治疗持续时间未知，并且根据机构方案而有所不同（Díaz-Largares 2012；福尔克 2022；梅兰德 2009；魏登布施 2013） 第 0 天和第 15 天 1g（Díaz-Largares 2012；维尼亚 - 佩雷斯 2006；魏登布施 2013）或 375mg/m^2，每周一次，每次 4 剂（Díaz-Largares 2012；梅兰德 2009；魏登布施 2013）

药品通用名	用法用量
利妥昔单抗	**膜性肾病，原发性（专家共识 2022，China）：** 注意：可用于肾功能正常且进展风险高或非常高的患者，并选择中度风险患者（De Vriese 2021） 1g，每 2 周一次，两次一个疗程；或 375mg/m²，每周一次，每次 4 剂（Lu 2020；van den Brand 2017）或 375mg/m² 一次，若在初始剂量后 1 周通过流式细胞术检测每毫升 ≥ 5 个循环 B 细胞，第二次剂量 375mg/m²（De Vriese 2021） **多发性硬化症：** 注意：最佳剂量、频率和治疗持续时间尚未确定。给药方案因机构方案而异 1g，每 2 周一次，2 剂；然后每 6~12 个月重复 1g（Bellinvia 2020；Yamout 2018）。或者，可以每 6~12 个月施用 500mg 至 1g（Salzer 2016） **寻常型天疱疮或叶性天疱疮：** 注意：最佳剂量、频率和治疗持续时间尚未确定，并且根据机构方案而有所不同 初始剂量：1g，每 2 周一次，2 剂，与全身性糖皮质激素联合使用，然后维持剂量（Heelan 2014；乔利 2017；制造商的标签）。对于最初表现为严重疾病或抗棘细胞桥粒抗体（Dsg）抗体在 3 个月后持续升高的完全缓解患者，可考虑在初始治疗后 6 个月再给药 500mg~1g（EADV [Joly 2020]） 维持剂量（如果初始治疗达到完全缓解）：静脉滴注：500mg，初始治疗后 12 个月一次，然后每 6 个月或基于临床评估，输注时间一般不早于前次治疗后 16 周（Heelan 2014；乔利 2017；制造商的标签） 复发的治疗：注意：考虑最后一次利妥昔单抗剂量为 ≥ 4~6 个月前的患者或以前未接受利妥昔单抗作为初始治疗的患者；与全身性糖皮质激素联合使用（EADV [Joly 2020]） 1g，每 2 周一次，2 剂（EADV [Joly 2020]）或 1g 仅施用一次（制造商的标签）

药品通用名	用法用量
利妥昔单抗	**类风湿关节炎：** 注意：用于尽管甲氨蝶呤治疗耐受性最高仍未达到治疗目标的患者，并且对 TNF 抑制剂治疗反应不足或利妥昔单抗是已批准的治疗的淋巴组织增生性疾病病史。可与甲氨蝶呤（另一种常规合成的疾病缓解性抗风湿药物）联合使用，或者其他治疗方案不耐受，可作为单药治疗（ACR [Fraenkel 2021]）。患者应接受有经验的利妥昔单抗治疗此病症的临床医生的护理 初始：1g 每 2 周一次，2 剂；随后的疗程为每 2 周 1g 一次，每次 2 剂，可每 24 周给药一次，或根据临床评估的指示给药，但不得早于每 16 周一次。注意：在最初有反应的患者中，可以考虑较低剂量，每次后续疗程一次 1g 或每疗程两次（间隔 2 周）给予 500mg（Leandro 2021） **血栓性血小板减少性紫癜，获得性：** 注意：最佳剂量、频率和治疗持续时间尚未确定，并且根据机构方案而有所不同 初始治疗或难治性或复发性疾病的急性治疗：静脉滴注：$375mg/m^2$，每周一次，4 剂，通常与全身性糖皮质激素和血浆置换联合使用；在血浆置换后立即给药，并在利妥昔单抗后 ≥ 24 小时进行下一次血浆置换（McDonald 2010；Sayani 2015） 缓解期间（治疗后和急性发作恢复后）的预防性治疗：ADAMTS13 活性持续低（如 < 20%）但血小板计数正常。注意：预防性治疗的决定应基于共同决策，以考虑患者对缓解与潜在利妥昔单抗毒性的偏好 $375mg/m^2$，每周一次，每次 1~4 剂，取决于 ADAMTS13 活性的随访测量（Fakhouri 2005；乔治 2021；杰斯汀 2018；斯库利 2007；斯库利 2011；韦斯特伍德 2017）。一些专家可能会给予 $375mg/m^2$，大约每 3 个月一次，以维持多发性复发和严重 ADAMTS13 缺乏症患者的缓解（George 2021） **瓦尔登斯特伦巨球蛋白血症：** 与环磷酰胺和地塞米松联合使用：$375mg/m^2$ 在第 1 天每 21 天进行 6 个周期（Dimopoulos 2007）

药品通用名	用法用量
利妥昔单抗	与环磷酰胺和氟达拉滨联合使用：375mg/m^2 在第 1 天每 28 天进行一次，最多 6 个周期（Tedeschi 2012） 与硼替佐米联合使用：375mg/m^2 在周期 1 和 4 期间，每 28 天在第 1、8、15 和 22 天；治疗持续 6 个周期，共 8 次利妥昔单抗剂量（Ghobrial 2010） 与硼替佐米和地塞米松联合使用：375mg/m^2 在第 1、8、15 和 22 天，周期 2 和 5 期间每 35 天一次；治疗持续 6 个周期，共 8 次利妥昔单抗剂量（Dimopoulos 2013）或 375mg/m^2 在第 11 天每 21 天进行 4 个周期（诱导）；休息 12 周后，再进行 4 次维护周期（间隔 12 周）（Treon 2009） 与苯达莫司汀联合使用：375mg/m^2 在第 1 天每 28 天一次，持续 4 个周期；利妥昔单抗剂量也在第一个周期前 1 周和最后一个周期后 4 周给药（共 6 次利妥昔单抗剂量）（Rummel 2005）或 375mg /m^2 在第 1 天每 28 天进行一次，最多 6 个周期（Rummel 2013） 与卡非佐米和地塞米松联合使用：375mg/m^2 在第 2 天和第 9 天，每 21 天进行 6 次诱导循环，随后 375mg/m^2 在第 2 天每 8 周进行 8 次维护周期（Treon 2014） 与伊布替尼联合使用：375mg/m^2 在第 1 至 4 周和第 17 至 20 周期间每周一次（Dimopoulos 2018） **温热自身免疫性溶血性贫血：** 注意：最佳剂量、频率和治疗持续时间尚未确定，并且根据机构方案而有所不同 375mg/m^2，每周一次，4 剂与全身性糖皮质激素联合使用（Birgens 2013；戈贝尔 2011；耶格尔 2020；雷诺 2015；Roumier 2014）
贝利尤单抗	用法：皮下注射 用量： **狼疮性肾炎：** 初始剂量：每 2 周 10mg/kg，共 3 剂；维持量：每 4 周 10mg/kg

药品通用名	用法用量
贝利尤单抗	400mg，每周一次，然后 200mg，每周一次 从静脉滴注治疗转换：在最后一次静脉滴注剂量后 1~2 周施用第一个皮下注射剂量 200mg；在完成 2 次静脉注射后，可转为皮下注射治疗 **系统性红斑狼疮：** 初始剂量：每 2 周 10mg/kg，共 3 剂；维持：每 4 周 10mg/kg 200mg，每周一次从静脉治疗转换：在最后一次静脉注射后 1~4 周给予第一次皮下注射剂量

三、超说明书用药

英夫利西单抗超说明书用药见表 3-5、表 3-6。

表 3-5　英夫利西单抗超说明书用法一

适应证	银屑病关节炎
用法用量	首次给予本品 5mg/kg，然后在首次给药后的第 2 周和第 6 周及以后每隔 6 周各给予一次相同剂量
依据等级	1. 美国 FDA 批准英夫利西单抗用于活动性银屑病关节炎的治疗 2. 欧洲抗风湿病联盟（EULAR）建议：银屑病关节炎的药物治疗（2019） 3. 美国风湿病学会（ACR）联合国家银屑病基金会（NPF）：《银屑病关节炎的治疗》（2018）

表 3-6　英夫利西单抗超说明书用法二

适应证	溃疡性结肠炎
用法用量	首次给予本品 5mg/kg，然后在首次给药后的第 2 周和第 6 周及以后每隔 8 周各给予一次相同剂量，维持治疗 2 年
适用人群	6 岁或以上儿童
依据等级	1. 美国 FDA 批准英夫利西单抗用于 6 岁或以上人群的溃疡性结肠炎 2. 欧洲克罗恩病和结肠炎组织 ECCO/ESPGHAN《儿童溃疡性结肠炎的管理》（2018）

阿达木单抗超说明书用药见表 3-7、表 3-8。

表 3-7　阿达木单抗超说明书用法一

适应证	葡萄膜炎（大于 2 岁儿童）
用法用量	儿童：10~15kg 以下：每两周皮下注射 10mg；15~30kg 以下：每两周皮下注射 20mg；≥ 30kg：每两周皮下注射 40mg
依据等级	1. FDA 已批准阿达木单抗用于治疗 2 岁以上儿童的非感染性中、后和全葡萄膜炎 2. 澳大利亚和新西兰皇家眼科学院（RANZCO）建议：儿童时期幼年特发性关节炎型慢性前葡萄膜炎的管理（2021） 3. 美国风湿病学会（ACR）/关节炎基金会（AF）指南：幼年特发性关节炎相关性葡萄膜炎的筛查，监测和治疗（2018）

表 3-8　阿达木单抗超说明书用法二

适应证	银屑病性关节炎
用法用量	建议用量为 40mg 阿达木单抗，每两周皮下注射
依据等级	1. 美国 FDA 批准阿达木单抗用于活动性银屑病关节炎

续表

适应证	银屑病性关节炎
依据等级	2.《中国关节病型银屑病诊疗共识》（2020） 3. 美国风湿病学会 ACR/NPF《银屑病关节炎的治疗》（2018）

托珠单抗超说明书用药见表 3-9。

表 3-9　托珠单抗超说明书用法

适应证	巨细胞动脉炎
用法用量	162mg/ 周，皮下注射
依据等级	1.FDA 批准托珠单抗皮下注射用于治疗巨细胞动脉炎 2. 日本循环学会 JCS 指南：血管综合征的管理（推荐级别 I 级，证据级别 B 级）2017 3. 英国风湿病学会 . 巨型细胞动脉炎的诊断和治疗（2020） 4. 美国风湿病学会（ACR）/ 血管炎基金会：巨细胞动脉炎和高山动脉炎的管理（2021）

利妥昔单抗超说明书见表 3-10~ 表 3-20。

表 3-10　利妥昔单抗超说明书用法一

适应证	巨球蛋白血症
特别提醒	利妥昔单抗绝不能未稀释就静脉滴注，制备好的注射液也不能用于静脉推注
依据等级	1.《临床诊疗指南·血液学分册》对淋巴浆细胞淋巴瘤疾病进展者的一线治疗方案包括抗 CD20 单克隆抗体，如利妥昔单抗等药物 2. 美国 FDA 未批准利妥昔单抗用于治疗巨球蛋白血症。Thomson 有效性、推荐等级和证据强度：有效性等级 Class Ⅱa，证据支持有效（Evidence Favors Efficacy）；推荐等级 Class Ⅱ a，在大多数

适应证	巨球蛋白血症
依据等级	情况下推荐使用（Recommended, InMost）；证据强度 Category B 3. 摘要：专家共识认为，利妥昔单抗证明在多种给药方案中有效，并且以此为基础的联合用药可能 4. 美国风湿病学会（ACR）/ 血管炎基金会：巨细胞动脉炎和高山动脉炎的管理（2021）

表 3-11　利妥昔单抗超说明书用法二

适应证	特发性血小板减少性紫癜
特别提醒	利妥昔单抗绝不能未稀释就静脉滴注，制备好的注射液也不能用于静脉推注
依据等级	中华医学会《临床诊疗指南·血液学分册》将抗CD20 单克隆抗体作为特发性血小板减少性紫癜的其他治疗的药物 美国 FDA 未批准利妥昔单抗用于治疗成人特发性血小板减少性紫癜。Thomson 有效性、推荐等级和证据强度：有效性等级 Class Ⅱa，证据支持有效（Evidence Favors Efficacy）；推荐等级Class Ⅱb，在某些情况下推荐使用（Recommended,In Some）；证据强度 Category B 摘要：一项随机非盲三期多中心试验（*n*=101）表明治疗免疫型血小板减少性紫癜用地塞米松

表 3-12　利妥昔单抗超说明书用法三

适应证	类风湿关节炎
用法用量	第一疗程可先予静脉输注 500~1000mg，2 周后重复1 次。根据病情可在 6~12 个月后接受第 2 个疗程。每次注射之前的半小时内先静脉给予适量甲泼尼龙
特别提醒	致命的输液反应可能发生在输液的 24 小时以内，约80% 的致命性反应发生在第一次输注，应监测患者

续表

适应证	类风湿关节炎
特别提醒	和停止输液以防发生更严重的反应。可能发生严重和可能致命的皮肤黏膜反应。由人乳头多瘤空泡病毒感染导致的进行性多灶性白质脑病（PML）也可能发生，并造成死亡
依据等级	《类风湿关节炎诊断及治疗指南》将利妥昔单抗作为治疗类风湿关节炎的生物制剂中的抗CD20单抗，主要用于肿瘤坏死因子TNF-α拮抗剂疗效欠佳的活动性类风湿关节炎 美国FDA已批准利妥昔单抗用于治疗成人类风湿关节炎。Thomson有效性、推荐等级和证据强度为：有效性等级Class Ⅱa，证据支持有效（Evidence Favors Efficacy）；推荐等级Class Ⅱb，在某些情况下推荐使用（Recommended, In Some）；证据强度Category B

表3-13　利妥昔单抗超说明书用法四

适应证	干燥综合征
用法用量	静脉输注，按体表面积375mg/m²，每周1次
特别提醒	致命的输液反应可能发生在输液的24小时以内，约80%的致命性反应发生在第一次输注，应监测患者和停止输液以防发生更严重的反应。可能发生严重和可能致命的皮肤黏膜反应。由JC病毒感染导致的进行性多灶性白质脑病（PML）也可能发生，并致死亡
依据等级	《干燥综合征诊断及治疗指南》将利妥昔单抗用于对原发性干燥综合征常规治疗效果不佳的患者，且其对严重的关节炎、严重的血细胞减少、周围神经病变以及相关的淋巴瘤均有较好的疗效 美国FDA未批准利妥昔单抗用于治疗成人干燥综合征。Thomson有效性、推荐等级和证据强度为：有效性等级Class Ⅱa，证据支持有效（Evidence Favors Efficacy）；推荐等级Class Ⅱb，在某些情况

适应证	干燥综合征
依据等级	下推荐使用（Recommended, In Some）；证据强度 Category B

表 3-14　利妥昔单抗超说明书用法五

适应证	激素耐药的慢性移植物抗宿主病
用法用量	推荐剂量为 375mg/m² 静脉滴注
依据等级	1. 美国 FDA 未批准利妥昔单抗用于慢性移植物抗宿主病 2.NCCN 临床实践指南：造血细胞移植 - 移植前受者评估以及移植物抗宿主病的管理（2020.V1）

表 3-15　利妥昔单抗超说明书用法六

适应证	血栓性血小板减少性紫癜
用法用量	每周 375mg/m² 静脉滴注，共治疗 4 周
依据等级	1. 日本 PDMA 批准利妥昔单抗用于治疗后天性血栓性血小板减少性紫癜 2. 中华医学会血液学分会《血栓性血小板减少性紫癜诊断与治疗中国专家共识（2012 年版）》

表 3-16　利妥昔单抗超说明书用法七

适应证	原发免疫性血小板减少症
用法用量	1. 标准剂量方案：375mg/m² 静脉滴注，每周 1 次，共 4 次，通常在首次用药后 4~8 周内起效 2. 小剂量方案：100mg 静脉滴注，每周 1 次，共 4 次，或 375mg/m² 静脉滴注 1 次，起效时间略长
依据等级	1. 日本 PDMA 批准利妥昔单抗用于治疗慢性特发性血小板减少性紫癜

续表

适应证	原发免疫性血小板减少症
依据等级	2. 中华医学会血液学分会血栓与止血学组:《成人原发免疫性血小板减少症诊断与治疗中国指南》(2020 年版) 3. 国外血液科相关专家小组,2019 国际共识报告:原发免疫性血小板减少症的调查和管理(更新版)

表 3-17 利妥昔单抗超说明书用法八

适应证	难治性重症系统性红斑狼疮
用法用量	$375mg/m^2$,每周一次,静脉滴注,共 4 周;或 1000mg,2 周后重复 1 次
依据等级	1. 美国 FDA 未批准利妥昔单抗用于治疗不能耐受免疫抑制剂治疗或治疗效果欠佳的成人系统性红斑狼疮 2. 中华医学会风湿病学分会,国家皮肤与免疫疾病临床医学研究中心,中国系统性红斑狼疮研究协作组 .《2020 中国系统性红斑狼疮诊疗指南》(2020) 3. 广东省药学会《风湿免疫疾病(系统性红斑狼疮)超说明书用药专家共识》(2017)

表 3-18 利妥昔单抗超说明书用法九

适应证	中重度类风湿关节炎(与 MTX 联合)
用法用量	第一疗程给予静脉输注 500~1000mg/ 次,2 周后重复给药一次;根据病情可在 6~12 个月后接受第二个疗程
依据等级	1. 美国 FDA 已批准利妥昔单抗用于治疗对一种或多种 TNF 拮抗剂疗效欠佳的成人中重度类风湿关节炎,需与 MTX 联合治疗 2. 中华医学会风湿病学分会《类风湿关节炎诊断及治疗指南》(2010)
依据等级	3. 广东省药学会《风湿免疫疾病(类风湿关节炎)超说明书用药专家共识》(2014)

表3-19 利妥昔单抗超说明书用法十

适应证	肉芽肿性多血管炎（与糖皮质激素联合）
用法用量	375mg/m²，每周一次，静脉滴注，共治疗4周
依据等级	1. 美国FDA已批准利妥昔单抗与糖皮质激素联合用于治疗成人肉芽肿性多血管炎 2. 中华医学会风湿学分会《韦格纳肉芽肿诊断及治疗指南》

表3-20 利妥昔单抗超说明书用法十一

适应证	显微镜下多血管炎（与糖皮质激素联合）
用法用量	375mg/m²，每周一次，静脉滴注，共治疗4周
依据等级	1. 美国FDA已批准与糖皮质激素联合用于治疗成人显微镜下多血管炎 2. 中华医学会风湿病学分会《显微镜下多血管炎诊断及治疗指南》2011

四、给药

风湿免疫治疗药物给药风险管控措施见表3-21。

表3-21 风湿免疫治疗药物给药风险管控措施

药品名称	风险管控措施	风险类型
注射用依那西普	未提及	缺失信息
注射用英夫利西单抗	本品静脉给药时间不得少于2小时。接受本品给药的所有患者应在输注后至少观察1~2小时，以观察急性输液相关反应。医院需配	已知风险

续表

药品名称	风险管控措施	风险类型
注射用英夫利西单抗	备肾上腺素、抗组胺药、糖皮质激素及人工气道等急救物品 根据医生判断，患者可接受如抗组胺药、氢化可的松和/或对乙酰氨基酚预处理，同时降低输注速度，以减少输液相关反应的风险，特别是对于以前曾发生过输液相关反应的患者更应慎重 输液期间，可以通过减慢输液速度或者暂停输液来改善轻度输液反应，一旦反应得到缓解，可以按照较低的输液速度重新开始输液，和/或给予抗组胺药、对乙酰氨基酚和/或糖皮质激素等治疗性药物。对于经过上述干预后仍无法耐受药物输注的患者，应立即停药 输液期间或输液后，对于出现重度输液相关性超敏反应的患者，应停止本品治疗。根据所出现的输液反应的症状和体征对重度输液反应进行处理。应配备适当的人员和药物，以备发生过敏反应时给予及时的治疗	已知风险
阿达木单抗	未提及	缺失信息
培塞利珠单抗	患者自行注射时，需要注意注射间隔、注射位置等	已知风险
戈利木单抗	输液时间：需要＞2小时 未用完的输液不应再贮存使用 未进行戈利木单抗与其他药物合用的物理生化兼容性研究，戈利木单抗不应与其他药物同时进行输液 如果发现存在不透明颗粒、变色或其他异物，则该药品不可使用	已知风险
托珠单抗	应将药物在环境中的释放减少到最低。药物不可随废水一同处理，并避免和家庭垃圾一	已知风险

药品名称	风险管控措施	风险类型
托珠单抗	并丢弃。若当地已建立"回收系统"，请应用该系统进行处理 配好的注射液：用 0.9% 氯化钠溶液配好的托珠单抗注射液，在 30℃内，其理化性质可保持稳定 24 小时。从微生物学的观点看，配好的液体应立即使用。如果不能立即使用，应由使用者负责控制存储时间及存储条件，即在 2~8℃下不超过 24 小时	已知风险
依奇珠单抗	可轮换使用注射部位。应避免将银屑病受累皮肤作为注射部位。不得剧烈摇晃溶液／自动注射器	已知风险
司库奇尤单抗	未提及	缺失信息
利妥昔单抗	利妥昔单抗稀释后通过独立的不与其他药物混用的输液管静脉滴注，适用于不卧床患者的治疗 利妥昔单抗的治疗应在具有完备复苏设备的病区内进行，并在有经验的肿瘤医师或血液科医师的直接监督下进行。对出现呼吸系统症状或低血压的患者至少监护 24 小时 每名患者均应被严密监护，监测是否发生细胞因子释放综合征。对出现严重反应的患者，特别是有严重呼吸困难，支气管痉挛和低氧血症的患者应立即停止滴注。还应该评估患者是否出现肿瘤溶解综合征，例如可以进行适当的实验室检查。预先存在肺功能不全或肿瘤肺浸润的患者必须进行胸部 X 线检查。所有的症状消失和实验室检查恢复正常后才能继续滴注，此时滴注速度不能超过原滴注速度的一半。如再次发生相同的严重不良反应，应考虑停药 利妥昔单抗绝不能未稀释就静脉滴注，制备好的注射液也不能用于静脉推注	已知风险

续表

药品名称	风险管控措施	风险类型
贝利尤单抗	用于静脉给药前必须复溶和稀释，输液时间至少1小时。不得通过静脉推注迅速给药。若患者发生输液反应，可减缓输液速度或中止输液。若患者发生严重超敏反应，必须立即停止本品的输液 不应将本品与其他药物同时经同一静脉给药。尚未开展评价本品与其他药物合并用药的物理或生化相容性研究 使用本品进行静脉给药前，可考虑使用预防性用药，包括抗组胺药（联合或不联合解热镇痛药），以预防输液反应和超敏反应 本品用于静脉给药，以冻干粉形式包装于单次给药瓶中，应由专业医务人员使用无菌技术复溶和稀释。建议使用21-25号针头刺穿瓶塞进行复溶和稀释	已知风险

五、禁忌

表3-22　风湿免疫治疗药物禁忌风险管控措施

药品名称	风险管控措施	风险类型
注射用依那西普	对依那西普中活性成分或其他任何成分过敏者 脓毒血症患者或存在脓毒血症风险的患者 对包括慢性或局部感染在内的严重活动性感染的患者不能使用依那西普治疗	已知风险
注射用英夫利西单抗	已知对鼠源蛋白或英夫利西单抗其他成分过敏的患者禁用 对于患有中重度心力衰竭（纽约心脏学会Ⅲ/Ⅳ级）的患者，给予10mg/ml可能增加因心力衰	已知风险

药品名称	风险管控措施	风险类型
注射用英夫利西单抗	竭加重引起的住院率和死亡率。因此英夫利西单抗剂量高于 5mg/ml 时禁用于中重度心力衰竭患者	已知风险
阿达木单抗	对阿达木单抗或制剂中其他成分过敏者 活动性结核或其他严重的感染疾患，诸如败血症和机会感染等 中度到重度心力衰竭患者（NYHA 分级Ⅲ/Ⅳ级）	已知风险
培塞利珠单抗	中重度心衰患者禁止使用 TNF-α 抑制剂。培塞利珠单抗应慎用于轻度心力衰竭（NYHA 分级Ⅰ/Ⅱ级）。使用培塞利珠单抗治疗的患者当出现充血性心力衰竭的新症状或者症状加重时，必须停止用药 对于那些已经确诊血液系统异常的患者，应立即停用培塞利珠单抗	已知风险
戈利木单抗	对活性成分或任何辅料存在超敏反应 活动性结核病或其他重度感染，例如脓毒症和机会感染 中度或重度心力衰竭（NYHAⅢ/Ⅳ级）	已知风险
托珠单抗	对托珠单抗或者对任何辅料发生超敏反应的患者禁用 对感染活动期（包括局部感染）患者不得给予托珠单抗	已知风险
依奇珠单抗	对活性成分或任何辅料存在严重超敏反应者 对于具有重要临床意义的慢性感染或有复发性感染史的患者，应谨慎使用依奇珠单抗	已知风险
司库奇尤单抗	对活性成分或任何一种辅料存在重度超敏反应的患者禁用 存在慢性感染或复发性感染病史的患者应慎用	已知风险
利妥昔单抗	**非霍奇金淋巴瘤患者** 已知对本药的任何辅料和鼠蛋白过敏的患者禁用利妥昔单抗	已知风险

续表

药品名称	风险管控措施	风险类型
利妥昔单抗	**类风湿关节炎患者** 对处方中活性成分或任何辅料过敏者禁用 严重活动性感染或免疫应答严重损害（如低 γ 球蛋白血症，CD4 或 CD8 细胞计数严重下降）的患者不应使用利妥昔单抗治疗 严重心衰（NYHA 分类Ⅳ）患者不应使用利妥昔单抗治疗 妊娠期间禁止利妥昔单抗与甲氨蝶呤联合用药	已知风险
贝利尤单抗	对本品中活性物质或任何辅料过敏的患者禁用	已知风险

六、药物相互作用

1. 与其他药品联用

风湿免疫治疗药物与其他药品联用时风险管控措施见表 3-23。

表 3-23　风湿免疫治疗药物与其他药品联用时风险管控措施

药品名称	风险管控措施	风险类型
注射用依那西普	无药物相互作用	已知风险
注射用英夫利西单抗	尚未进行特定的药物相互作用研究	已知风险
阿达木单抗	阿达木单抗合并硫唑嘌呤、6-巯基嘌呤治疗炎症性肠道疾病时，在一些年轻的成年患者	已知风险

药品名称	风险管控措施	风险类型
阿达木单抗	出现一些肝脾 T 细胞淋巴瘤。应谨慎考虑阿达木单抗合并硫唑嘌呤、6- 巯基嘌呤用药的潜在风险	已知风险
培塞利珠单抗	与 NSAID 使用相关的严重并发症是胃肠道出血。因此，RA 患者也可能同时使用 H_2 受体拮抗剂和质子泵抑制剂。对于阿片类药物使用者，TNF-α 抑制剂常见的副作用是便秘，需要口服药物和栓剂来缓解症状	已知风险
戈利木单抗	不应与治疗用感染性制剂联用 接受治疗指数较窄的 CYP450 底物治疗的患者在戈利木单抗开始用药或停药时，建议监测药效（例如华法林）或药物浓度（例如环孢素或茶碱），并且根据需要调整个体药物剂量	已知风险
托珠单抗	IL-6 可降低多种细胞色素 P450（CYP450）同工酶（包括 CYP1A2、CYP2B6、CYP2C9、CYP2C19、CYP2D6 和 CYP3A4）的 mRNA 表达水平，通过与临床相关浓度的托珠单抗共同培养可逆转这种表达水平的下降。相应地，使用托珠单抗治疗的 RA 患者可抑制 IL-6 信号传导，使 CYP450 活性恢复至较高水平，高于不使用托珠单抗治疗的患者，结果导致 CYP450 底物药物的代谢增加。托珠单抗对 CYP2C8 或转运蛋白，如 P- 糖蛋白（P-gp）的作用未知。这对治疗指数窄、需进行个体化剂量调整的 CYP450 底物可能有临床相关性。使用这类药物治疗的患者在开始托珠单抗治疗时，应对其药效（如华法林）或药物浓度（环孢素或茶碱）进行治疗监测，需要时对这类药物进行个体化剂量调整。当托珠单抗与不能降低疗效的药物，如口服避孕药（CYP3A4 底物）合并用药时应慎重	已知风险

药品名称	风险管控措施	风险类型
依奇珠单抗	尚未进行正式的体内药物－药物相互作用研究。尚未报道 IL-17 在调节 CYP450 酶中的作用。然而，慢性炎症期间某些 CYP450 酶的形成受到细胞因子水平增加的抑制。抗炎治疗，例如使用 IL-17A 抑制剂依奇珠单抗，可能导致 CYP450 水平正常化，致使合并使用的 CYP450 代谢药物的暴露量降低。因此，不能排除对具有较窄治疗窗、需要个体化剂量调整的 CYP450 底物（例如华法林）存在有临床意义的作用。在使用此类药物的患者中开始依奇珠单抗治疗时，应考虑进行治疗药物的监测 在银屑病关节炎患者中，依奇珠单抗与甲氨蝶呤（MTX）和（或）糖皮质激素联合使用时未发现相互作用	缺失信息
司库奇尤单抗	细胞色素 P450 底物 在患有斑块状银屑病的受试者中，未见本品与咪达唑仑（CYP3A4 底物）间的相互作用	已知风险
利妥昔单抗	慢性淋巴细胞性白血病患者合用利妥昔单抗和氟达拉滨或环磷酰胺时，利妥昔单抗未显示对氟达拉滨或环磷酰胺的药代动力学产生影响；而且，氟达拉滨和环磷酰胺也不会对利妥昔单抗的药代动力学产生明显的影响 类风湿关节炎患者合用利妥昔单抗和甲氨蝶呤时，利妥昔单抗的药代动力学不会受到甲氨蝶呤的影响	已知风险
贝利尤单抗	尚未开展体内相互作用研究。慢性炎症期间特定细胞因子水平的增加可抑制部分 CYP450 酶的形成。尚不知晓贝利尤单抗是否能够间接调节此类酶。不能排除贝利尤单抗间接降低 CYP 活性的风险。如果患者正	缺失信息

药品名称	风险管控措施	风险类型
贝利尤单抗	在接受治疗指数狭窄的 CYP 底物类药物治疗，在开始或停止使用本品时，应考虑治疗药物监测，以便针对个体调整给药剂量（如华法林）	缺失信息

2. 与其他生物疗法联用

有关生物制剂治疗相同适应证的其他生物疗法联用的信息并不充分。与这些生物制剂联用可能会增加感染风险，并且可能会发生其他潜在的药理学相互作用，因此不建议联用，具体见表 3-24。

表 3-24　风湿免疫治疗药物与其他生物疗法联用时
风险管控措施

药品名称	风险管控措施	风险类型
注射用依那西普	依那西普与阿那白滞素合用可能增加严重感染、嗜中性粒细胞减少症的风险，且相对于单独用药，此类合并用药并无临床优势	已知风险
注射用英夫利西单抗	不建议与阿那白滞素合并使用	已知风险
阿达木单抗	根据依那西普与阿那白滞素联合使用中出现的不良反应特性，在阿那白滞素与其他 TNF 拮抗剂联合使用时也可能产生相似毒性。因此，不推荐阿达木单抗和阿那白滞素联合使用	已知风险
培塞利珠单抗	不推荐 TNF-α 抑制剂与其他生物类抗风湿药物（例如阿那白滞素或阿巴西普）或其他 TNF 拮抗剂联合使用	已知风险

药品名称	风险管控措施	风险类型
戈利木单抗	不建议与治疗相同适应证的其他生物疗法（包括阿那白滞素和阿巴西普联用）	已知风险
托珠单抗	未提及	缺失信息
依奇珠单抗	尚未评估依奇珠单抗联合其他免疫调节剂或光疗法的安全性	缺失信息
司库奇尤单抗	考虑严重感染的风险与联合使用地诺单抗和免疫抑制剂的潜在益处。如果合并，监测严重感染的体征/症状	已知风险
利妥昔单抗	具有人抗鼠抗体（HAMA）或人抗嵌合抗体（HACA）效价的患者在使用其他诊断或治疗性单克隆抗体治疗时可能发生过敏或超敏反应	已知风险
贝利尤单抗	贝利木单抗可增强生物抗银屑病药物的免疫抑制作用，应避免组合	已知风险

3. 生物制剂类 DMARDs 间的转换使用

生物制剂类 DMARDs 间的转换使用风险管控措施见表 3-25。

表 3-25　生物制剂类 DMARDs 间的转换使用风险管控措施

药品名称	风险管控措施	风险类型
注射用依那西普	未提及	缺失信息
注射用英夫利西单抗	未提及	缺失信息
阿达木单抗	未提及	缺失信息

药品名称	风险管控措施	风险类型
培塞利珠单抗	说明书中提及不得与其他 bDMARDs 合用	已知风险
戈利木单抗	当从一种生物制剂转换为另一种生物制剂时，由于其生物活性重叠可能会进一步增加不良事件（包括感染）的风险，因此，当转换使用时应注意并应继续对患者进行监测	已知风险
托珠单抗	生物疾病修饰抗风湿药物与其他生物疾病修饰抗风湿药物（DMARDs）（如肿瘤坏死因子阻滞剂，IL-1 受体阻滞剂，抗 CD20 单克隆抗体，选择性共刺激调节剂）的伴随使用尚未得到研究，由于感染风险增加，应避免使用	缺失信息
依奇珠单抗	在银屑病关节炎临床试验中允许与非生物疾病改善抗风湿药物（DMARDs）一起使用	已知风险
司库奇尤单抗	未提及	缺失信息
利妥昔单抗	可能增强其他生物疾病修饰抗风湿药物（DMARDs）的免疫抑制作用，避免组合	已知风险
贝利尤单抗	可以增强生物疾病修饰抗风湿药物（DMARDs）的免疫抑制作用，避免组合	已知风险

4. 与活疫苗联用

风湿免疫治疗药物与活疫苗联用风险管控措施见表 3-26。

表 3-26　风湿免疫治疗药物与活疫苗联用风险管控措施

药品名称	风险管控措施	风险类型
注射用依那西普	依那西普治疗过程中严禁使用活疫苗	已知风险

药品名称	风险管控措施	风险类型
注射用英夫利西单抗	不建议与活疫苗同时使用	已知风险
阿达木单抗	避免与活疫苗同时使用	已知风险
培塞利珠单抗	除活疫苗外，使用 TNF-α 抑制剂的患者可以同时接受疫苗接种。尚无数据显示使用 TNF-α 抑制剂的患者对活疫苗产生应答或者因活疫苗而造成继发感染传播活疫苗不能和培塞利珠单抗同时使用	已知风险
戈利木单抗	不应与活疫苗联用	已知风险
托珠单抗	活疫苗和减毒活疫苗不应与托珠单抗同时使用，因为关于这方面的临床安全性尚未明确。没有数据表明接受托珠单抗治疗的患者进行活疫苗接种会导致继发感染	已知风险
依奇珠单抗	可能增强免疫抑制剂（治疗性免疫抑制剂）的不良／毒性作用。具体而言，疫苗相关感染的风险可能会增加。疫苗（活疫苗）可能会降低免疫抑制剂（治疗性免疫抑制剂）的治疗效果，应避免组合	已知风险
司库奇尤单抗	应避免与活疫苗组合使用	已知风险
利妥昔单抗	可以增强疫苗（活疫苗）的不良／毒性作用。具体而言，疫苗相关感染的风险可能会增加。可能会降低疫苗（活疫苗）的治疗效果。应避免与活疫苗组合使用	已知风险
贝利尤单抗	不应与活疫苗联用	已知风险

第二节 不良反应

一、感染

感染的风险管控措施见表 3-27。

表 3-27 感染的风险管控措施

药品名称	风险管控措施	风险类型
注射用依那西普	需要对在依那西普治疗过程中出现新发感染的患者进行严密监测。如果患者出现严重感染必须停止使用依那西普。暂无对慢性感染的患者使用依那西普的安全性和有效性评估。复发性或慢性感染的患者，存在可能导致患者易受感染的潜在条件（如晚期糖尿病或糖尿病控制不良），当考虑使用依那西普治疗时，应谨慎使用 患者的侵袭性真菌感染有发展为严重全身性疾病风险时，应考虑给予经验性抗真菌治疗	已知风险
注射用英夫利西单抗	英夫利西单抗不应用于严重感染活动期的患者。伴有慢性感染或有反复感染病史的患者应慎用 应告知患者并使其尽可能避免处于可能引起感染的潜在危险因素中	已知风险
阿达木单抗	用药之前、期间及使用后（至少4个月内）严密监测患者 无论是慢性活动性或局灶活动性感染，在感染未得到控制之前均不能开始阿达木单抗治疗。治疗过程中出现感染的患者应予以严密监测并对其进行全面的诊断评估。当患者出现新的严重或脓毒症时，应中断阿达木单抗的治疗，采用适当的抗菌药或真菌药治疗，直到感染得到控制。对具有感染复发病史或者具有易于感染的情况，包括	已知风险

药品名称	风险管控措施	风险类型
阿达木单抗	使用免疫抑制剂的患者，医生在考虑对这些患者使用阿达木单抗治疗时应当慎重 对于出现发烧、不适、体重下降、发汗、咳嗽、呼吸困难和/或其他严重的全身性疾病（有或无伴随休克）等征兆或症状的患者，应被疑似为侵袭性真菌感染，并立即停止使用阿达木单抗。应与具有侵袭性真菌感染诊治经验的医师协商，对这些患者进行诊断并实施抗真菌治疗	已知风险
培塞利珠单抗	使用培塞利珠单抗治疗前、治疗中以及治疗后，必须严密监控患者出现的感染症状和体征，包括结核因为培塞利珠单抗吸收后清除需5个月，在此期间应进行监控 如患者出现具有临床意义的活动性感染，无论慢性或局部感染，在感染未得到控制前均不能开始使用培塞利珠单抗治疗 在治疗期间，如患者出现新的感染要给予密切监控。当患者出现新的严重感染，应停止培塞利珠单抗治疗，直到感染得到控制。对具有复发性或机会性感染史的患者或者患者有易于感染的基础情况，包括同时使用免疫抑制剂时，医师应慎重考虑使用培塞利珠单抗治疗 由于疾病和同时使用的医学产品等原因，类风湿关节炎患者可能不出现发热等典型的感染症状。因此，对任何感染的早期检测，尤其对严重感染非典型临床表现的检测，对于减少漏诊以及及时治疗至关重要	已知风险
戈利木单抗	在接受戈利木单抗治疗前、治疗期间和治疗结束后，必须密切监测感染（包括结核病） 因为戈利木单抗的清除可能需要长达5个月的时间，所以在此期间应继续监测患者。如果患者出现严重感染或脓毒症，则不得再次使用 不应用于有临床严重、活动性感染的患者。在考虑给有慢性感染或有复发性感染病史的患者使用戈利木单抗时，应谨慎。应告知患者感染的潜在	已知风险

药品名称	风险管控措施	风险类型
戈利木单抗	危险因素，并应避免暴露于感染的潜在危险因素中。他们更易发生感染。应密切监测在接受戈利木单抗治疗时出现新发感染的患者，并对患者进行全面的诊断评估。如果患者发生新的严重感染或脓毒症，应停用戈利木单抗并开始采用适当的抗微生物治疗或抗真菌治疗，直至感染得到控制。对于居住或曾前往侵袭性真菌感染（例如：组织胞浆菌病、球孢子菌病或芽生菌病）流行地区的患者，在开始或继续戈利木单抗治疗之前应谨慎考虑戈利木单抗治疗的获益和风险。在接受戈利木单抗治疗的有感染风险的患者中，如果其出现严重全身性疾病则应怀疑侵袭性真菌感染。在一些活动性感染患者中，抗原和抗体检测可能阴性。如可行，对该类患者进行诊断以及给予经验性抗真菌治疗时，应咨询专科医生，并且应该同时考虑重度真菌感染的风险和抗真菌治疗的风险	已知风险
托珠单抗	对感染活动期（包括局部感染）患者不得给予托珠单抗。下列患者在开始托珠单抗治疗前应进行利益风险评估：慢性或复发性感染；暴露于结核病；有严重或机会性感染史；居住在或到地方性结核病、地方性真菌病地区旅行；患有可使其易感的基础病 应密切监察患者在使用托珠单抗治疗期间和治疗后出现的感染症状和体征，因为急性炎症的症状和体征可因急性期反应物的抑制而减轻。如果有任何提示感染的症状出现，应指导患者立即与医生联系，以确保迅速评估并采取适当的治疗 患者如发生严重感染、机会性感染或脓毒症，应中断托珠单抗治疗。对使用托珠单抗治疗期间的新发感染者应进行针对免疫系统受损患者的快速和全面诊断检查，应适当选择抗菌药物治疗，并密切监察患者 憩室炎并发症：已有 RA 患者发生憩室炎的并发症憩室穿孔事件的报道。对于既往有肠溃疡或憩	已知风险

药品名称	风险管控措施	风险类型
托珠单抗	室炎病史的患者，在使用托珠单抗时应格外注意。若患者出现潜在憩室炎并发症的征象（如腹痛），则应立即进行检查以早期诊断是否出现胃肠穿孔	已知风险
依奇珠单抗	依奇珠单抗治疗与感染发生率增高有关，如上呼吸道感染、口腔念珠菌病、结膜炎和癣。对于具有重要临床意义的慢性感染或有复发性感染史的患者，应谨慎使用依奇珠单抗。如果出现提示感染的症状或体征，应指导患者寻求医学建议。若患者对抗感染标准治疗无应答或感染加重，应密切监测并停止使用依奇珠单抗。在感染康复前切勿恢复使用依奇珠单抗	已知风险
司库奇尤单抗	本品可能会增加感染的风险。临床研究中，在接受本品治疗的患者中观察到感染的发生，大多数为轻度或中度。存在慢性感染或复发性感染病史的患者应慎用本品。应指导患者在出现提示感染的体征或症状时，咨询医生意见。如患者出现严重感染，应对患者进行密切监测，并停用本品，直至感染消退	已知风险
利妥昔单抗	使用利妥昔单抗治疗可能增加感染的风险。活动性感染或免疫应答严重损害（如 CD4 或 CD8 细胞计数严重下降）的患者不应使用利妥昔单抗。有复发性或慢性感染史或易引起严重感染的基础病的患者应慎用利妥昔单抗。使用利妥昔单抗治疗后发生感染的患者应立即进行研究，并进行适当的治疗	已知风险
贝利尤单抗	本品的作用机制可能增加感染（包括机会性感染）的潜在风险。在接受免疫抑制剂（包括本品）治疗的 SLE 患者中已有重度感染（包括致死病例）的报道。在有重度或慢性感染或反复感染病史患者中，医师应特别谨慎使用本品。应密切监测接受本品治疗期间发生感染的患者，并仔细考虑中断包括本品在内的免疫抑制剂治疗，直到感染得到缓解。活动性或潜伏性结核患者中应用本品的风险尚不明确	已知风险

二、结核

结核的风险管控措施见表 3-28。

表 3-28 结核的风险管控措施

药品名称	风险管控措施	风险类型
注射用依那西普	患者使用依那西普前和用药过程中，应检测潜伏性的结核感染。使用依那西普治疗前必须治疗潜伏性的结核感染	已知风险
注射用英夫利西单抗	在使用英夫利西单抗治疗前，应评估患者是否有感染结核病的危险因素（包括与活动性结核病患者密切接触），并应检查患者是否有潜伏性结核感染。结核菌素试验可能出现假阴性结果，尤其是重症或免疫低下的患者 在使用英夫利西单抗之前，应对有潜伏性结核病菌感染的患者进行治疗 在使用英夫利西单抗治疗前，应考虑对有潜伏性或活动性结核病既往病史且不能确定已接受足够治疗疗程的患者进行抗结核病治疗 在使用英夫利西单抗治疗前，还应考虑对潜伏性结核病试验结果呈阴性但具有多种或高度结核病感染危险因素的患者进行抗结核病治疗 仅在咨询结核病治疗专科医生并充分考虑潜在的结核感染风险和抗结核病治疗风险后，方可做出对上述患者开始抗结核病治疗的决定 在接受英夫利西单抗治疗的过程中及结束后，应对患者（包括潜伏性结核感染试验结果阴性的患者）密切监测活动性结核病的体征和症状	已知风险
阿达木单抗	在有结核暴露史的患者和在结核或地方性真菌病（如，组织胞浆菌病、球孢子菌病或芽生菌病）高风险的地区旅行的患者中开始接受阿达木单抗治疗之前，应对治疗的风险和效益进行评估	已知风险

药品名称	风险管控措施	风险类型
阿达木单抗	在进行治疗前，必须对所有患者进行活动性和非活动性（潜伏性）结核感染的评估。在该评估中，应该包括患者本人的详细结核病史，以往与活动性结核患者的接触史，以及既往和（或）当前所采用的免疫抑制剂治疗。必须对所有患者进行适当的筛查检验，即结核菌素皮试以及胸部 X 线检查（应该符合当地的防治指南）。并且建议在患者病史中记录检验结果 如果患者具有活动性结核，禁止使用阿达木单抗治疗	已知风险
培塞利珠单抗	在培塞利珠单抗治疗开始前，必须对所有患者进行活动性或非活动性（潜伏性）结核感染的评估。在该评估中，应该包括患者本人的详细结核病史，以往与活动性结核患者的接触史，以及既往和（或）当前所采用的免疫抑制治疗法。必须对所有患者进行适当的筛选检查，如结核菌素皮肤试验和胸部 X 线检查（可参考当地推荐的方法）。处方医师应考虑到结核菌素皮肤试验可呈假阴性，尤其是对于重病患者或者免疫功能低下的患者 如果在治疗前或者治疗中诊断为活动性结核，则不得使用培塞利珠单抗治疗或者必须停止治疗 如果怀疑为非活动性（"潜伏性"）结核，应向具有结核治疗经验的专业医师咨询。对于下述情形，需仔细权衡治疗的获益与风险： 如果诊断为潜伏性结核，在使用培塞利珠单抗前必须根据当地治疗指南开始适当的抗结核治疗 对于具有潜伏性或活动性结核病史却无法证实其是否进行了足够抗结核疗程的患者以及具有明显结核感染风险但潜伏性结核检测为阴性的患者，在使用 TNF-α 抑制剂前，应考虑给予抗结核治疗。 如果有任何潜伏性结核感染的可能性，不管是否接种过卡介苗（BCG），在开始培塞利珠单抗治疗前应考虑结核筛选的生物学检测	已知风险

药品名称	风险管控措施	风险类型
培塞利珠单抗	在接受 TNF 拮抗剂（包括培塞利珠单抗）治疗的患者中，即使既往进行过或当前正在进行抗结核预防治疗，均有活动性结核的病例报告。在培塞利珠单抗治疗期间，某些曾经被成功治疗的活动性结核患者出现了结核复发 在培塞利珠单抗治疗期间或者治疗后，若患者出现疑似结核感染的体征/症状（例如持续性咳嗽、消瘦/体重减轻、低热、倦怠），应建议患者立即就诊	已知风险
戈利木单抗	在开始治疗前，应对所有患者进行活动性结核和非活动性（潜伏性）结核的评估。评估应包括详细病史：结核病个人史，既往可能的结核病接触史，既往和现在免疫抑制治疗情况。应对所有患者进行适当的筛查（即结核菌素皮肤试验或血液检查和胸部 X 线检查）或可遵照当地建议。处方者应注意结核菌素皮肤试验结果假阴性的风险特别是在重症或免疫受损的患者中。如果诊断有活动性结核病，不得开始治疗。如果怀疑潜伏性结核，应向结核病治疗专科医生咨询。在所有下述情况下，应慎重权衡治疗的获益与风险： 如果诊断有非活动性（潜伏性）结核在开始治疗前须开始抗结核病治疗并遵照当地的建议 对于潜伏性结核检查结果呈阴性但有几种或有显著的结核病危险因素的患者在开始治疗前应考虑进行抗结核病治疗。只有在咨询结核病治疗专科医生并考虑潜伏结核感染风险和抗结核病治疗风险后，方可做出对上述患者是否开始抗结核病治疗的决定。对有潜伏性结核或活动性结核病既往病史且不能确定已接受足够疗程治疗的患者在开始治疗前也应考虑进行抗结核病治疗 对接受治疗的患者（包括潜伏性结核检查结果阴性的患者、接受潜伏性结核治疗的患者及既往接受过结核感染治疗的患者）应密切监测活动性结核病的症状和体征	已知风险

药品名称	风险管控措施	风险类型
戈利木单抗	应告知所有患者在治疗期间或治疗结束后，如果出现提示结核病的体征症状（如持续性咳嗽、消耗体重下降、低热），应就医	已知风险
托珠单抗	按照对类风湿关节炎或 sJIA 患者给予其他生物制剂疗法的建议，在开始托珠单抗治疗前，应对潜伏性结核感染的患者进行筛选。对于患有潜伏性结核病的患者，在采用托珠单抗进行治疗之前，应用标准抗分枝杆菌疗法进行治疗	已知风险
依奇珠单抗	在开始依奇珠单抗治疗前，应对患者的结核病（TB）感染进行评估。活动性结核病（TB）患者不得使用依奇珠单抗。潜伏性结核病患者开始使用依奇珠单抗前应先考虑进行抗结核治疗。对于有潜伏性或活动性结核病既往史患者，如果无法确定其是否经足疗程的治疗，在开始依奇珠单抗治疗前先进行抗结核病治疗。在依奇珠单抗治疗期间及治疗后，应密切监测患者活动性结核病的症状和体征	已知风险
司库奇尤单抗	临床研究中未报告结核病易感性增加，但活动性结核病患者不应给予本品治疗。潜伏性结核病患者在接受本品治疗之前应考虑进行抗结核病治疗	已知风险
利妥昔单抗	未提及	缺失信息
贝利尤单抗	在进行治疗前，必须对所有患者进行活动性和非活动性（潜伏性）结核感染的评估	已知风险

三、乙型肝炎再激活

乙型肝炎再激活的风险管控措施见表 3-29。

表 3-29　乙型肝炎再激活的风险管控措施

药品名称	风险管控措施	风险类型
注射用依那西普	曾有乙型肝炎病毒（HBV）的感染者在接受包括依那西普在内的 TNF 抑制剂治疗时出现乙型肝炎复发的报告。这包括抗 -HBc 阳性但 HBsAg 阴性的患者的乙型肝炎再复发报告。患者在开始恩利治疗之前，应进行 HBV 感染检查。对于 HBV 感染检查阳性的患者，推荐咨询乙型肝炎治疗专科医生。对曾感染 HBV 的患者使用依那西普时应谨慎，需监测患者 HBV 感染激活的征兆和症状。从开始治疗到治疗结束后数周，应监测这类患者活动性 HBV 感染的症状和体征。对于抗病毒治疗与 TNF-α 抑制剂治疗联合治疗感染了 HBV 的患者，目前尚未从实践中取得足够的数据。在发生 HBV 感染的患者中，应停用依那西普并开始有效的抗病毒治疗并配合适当的支持治疗	已知风险
注射用英夫利西单抗	应对有肝功能障碍体征和症状的患者评价其肝脏损伤的情况。如患者的黄疸指数和 / 或谷丙转氨酶升高至正常范围上限的 5 倍及其以上，应停止使用英夫利西单抗，并针对异常情况进行全面检查 在开始使用英夫利西单抗前和使用英夫利西单抗治疗的过程中，应对乙肝病毒慢性携带者进行适当的评价和观察	已知风险
阿达木单抗	在接受阿达木单抗治疗之前，患者应进行 HBV 感染检测。对于乙肝病毒检测结果为阳性的患者，建议咨询有治疗乙肝经验的相关专业医生	已知风险

药品名称	风险管控措施	风险类型
阿达木单抗	对于那些需要使用阿达木单抗治疗的乙型肝炎病毒携带者，应该在整个治疗过程以及治疗后几个月中严密监控乙型肝炎病毒感染的体征和症状如果患者出现乙型肝炎再激活，应该停止阿达木单抗的治疗，并且在适当的支持治疗下采取有效的抗病毒治疗	已知风险
培塞利珠单抗	在乙肝病毒慢性携带者中（例如表面抗原阳性），接受包括 TNF-α 抑制剂的 TNF 拮抗剂治疗可出现乙型肝炎的再激活，一些病例有致死性结局在开始 TNF-α 抑制剂治疗前应进行 HBV 感染的检查。对于 HBV 感染阳性的患者，建议咨询治疗乙型肝炎的专业医师接受 TNF-α 抑制剂治疗的 HBV 携带者，在治疗期间以及治疗结束后几个月内要密切监测活动性 HBV 感染的体征和症状。尚无充足的数据以证明对于接受抗病毒治疗的 HBV 携带者联合 TNF 拮抗剂治疗可防止 HBV 再激活。对于 HBV 再激活的患者应该停止 TNF-α 抑制剂治疗，并在适当的支持疗法下开始有效的抗病毒治疗	已知风险
戈利木单抗	治疗前应对患者进行 HBV 感染检查。对于 HBV 感染检查阳性的患者，建议咨询乙肝治疗专科医生对于需要接受戈利木单抗治疗的 HBV 携带者，应在治疗开始前、治疗的过程中及治疗结束后的几个月内，适当评估和密切监测活动性 HBV 感染的症状和体征。对于 HBV 携带者合并预防 HBV 再激活抗病毒治疗和 TNF 拮抗剂治疗的数据尚不足。出现 HBV 再激活的患者应停用戈利木单抗，并开始使用有效的抗病毒治疗和适当的支持疗法	已知风险
托珠单抗	据报道用生物疗法治疗类风湿关节炎时，可致病毒激活（如乙型肝炎病毒）。在托珠单抗临床研究中，对于筛选出的肝炎阳性患者应予以排除	已知风险

药品名称	风险管控措施	风险类型
依奇珠单抗	未提及	缺失信息
司库奇尤单抗	未提及	缺失信息
利妥昔单抗	在接受利妥昔单抗的研究对象中，一些病例报告了包括暴发型肝炎在内的乙型肝炎病毒（HBV）再激活（有些情况是致命的），尽管大部分研究对象同时还暴露于细胞毒化疗。潜在的疾病状态和细胞毒化疗与报告事件混杂在一起 应在开始利妥昔单抗治疗前对所有患者根据当地指南进行乙肝病毒（HBV）的筛查，至少应包括乙肝表面抗原（HBsAg）和乙肝核心抗体（HBcAb）指标，也可通过其他适当的标记物加以补充检测。不应对处于活动性乙肝的患者使用利妥昔单抗进行治疗。对于乙肝病毒血清学检测阳性的患者，在开始接受治疗前应咨询肝病专科医生的意见，同时应对其开展监测并遵循当地医疗标准进行处理，以预防乙肝病毒再激活的发生	已知风险
贝利尤单抗	未提及	缺失信息

四、中度至重度充血性心力衰竭

中度至重度充血性心力衰竭（NYHA Ⅲ / Ⅳ级）风险管控措施见表3-30。

表3-30　中度至重度充血性心力衰竭（NYHA Ⅲ / Ⅳ级）风险管控措施

药品名称	风险管控措施	风险类型
注射用依那西普	充血性心力衰竭（CHF）患者使用依那西普时，医师应特别谨慎。上市后曾有使用依那西普的患者在有或无明显促发因素的情况下出现充血性心力衰竭加重的报告。也有罕见（＜0.1%）的新发充血性心力衰竭的报告，包括没有已知既存的心血管疾病的患者发生充血性心力衰竭的报告。其中一些患者年龄小于50岁。两项用于评价依那西普治疗充血性心力衰竭患者的大规模临床试验因缺乏疗效而终止。尽管不是最终结论，但其中一项试验的资料显示使用依那西普治疗的患者可能存在加重充血性心力衰竭的倾向	已知风险
注射用英夫利西单抗	对心力衰竭患者，应在考虑其他治疗方法后，才能慎重使用英夫利西单抗，且剂量不应超过5mg/kg。如果决定给心力衰竭患者使用英夫利西单抗，应在治疗过程中对其进行严密观察。一旦心力衰竭的症状加重或出现新的心力衰竭症状，则应停用英夫利西单抗	已知风险
阿达木单抗	对于那些患有轻度心力衰竭（NYHA分类Ⅰ / Ⅱ级）的患者，在使用阿达木单抗时应当加以小心。中重度心力衰竭是阿达木单抗的禁忌证 如果患者出现充血性心力衰竭的症状，或者以往的症状里出现恶化应该停止使用阿达木单抗	已知风险

药品名称	风险管控措施	风险类型
培塞利珠单抗	中重度心力衰竭患者禁止使用TNF-α抑制剂。在另一个TNF拮抗剂的临床试验中,观察到充血性心力衰竭加重,因充血性心力衰竭导致的死亡亦有增加。接受培塞利珠单抗治疗类风湿关节炎的患者也有充血性心力衰竭的报告。培塞利珠单抗应慎用于轻度心力衰竭(NYHA分级Ⅰ/Ⅱ级)。使用培塞利珠单抗治疗的患者当出现充血性心力衰竭的新症状或者症状加重时,必须停止用药	已知风险
戈利木单抗	尚未在充血性心力衰竭患者中进行戈利木单抗的研究。轻度心力衰竭(NYHA分级Ⅰ/Ⅱ级)患者应慎用戈利木单抗。应对患者进行密切监测一旦出现新的心力衰竭症状或心力衰竭的症状恶化,则必须停用	缺失信息
托珠单抗	未提及	缺失信息
依奇珠单抗	未提及	缺失信息
司库奇尤单抗	未提及	缺失信息
利妥昔单抗	严重心衰(NYHA分类Ⅳ)患者不应使用利妥昔单抗治疗。利妥昔单抗输注期间可能发生低血压,因此在利妥昔单抗输注的12小时里不应使用降压药 患者使用利妥昔单抗可出现原有的缺血性心脏病加重并引起诸如心绞痛、心肌梗死、房颤、室颤和心房扑动症状。因此,有心脏病史的患者在开始使用利妥昔单抗治疗前应考虑由输注反应引起的心血管并发症的风险,并对这样的患者进行密切监察	
贝利尤单抗	未提及	缺失信息

五、过敏反应

过敏反应风险管控措施见表 3-31。

表 3-31　过敏反应风险管控措施

药品名称	风险管控措施	风险类型
注射用依那西普	（在说明书中见【变态反应】）由于预填充注射器的针帽中含有乳胶（干燥的天然橡胶），已知或可能对乳胶过敏的人在处理或注射本品时可能发生超敏反应 常有报道与依那西普使用相关的变态反应。变态反应包括血管性水肿和荨麻疹，严重的此类反应曾有发生。如果出现任何重度的变态或过敏反应，必须立即停止使用依那西普并进行适当的治疗	已知风险
注射用英夫利西单抗	如发生过敏反应，应立即采取治疗措施。发生严重反应时，应停止使用英夫利西单抗 一些预防性措施（使用对乙酰氨基酚和/或抗组胺药物）可减少输液反应的发生。为减少输液反应的发生，尤其对以前出现过输液反应的患者，应将输液速度放慢	已知风险
阿达木单抗	如果患者出现了过敏或其他严重过敏反育，应该立即停止阿达木单抗用药，并且采取适当的治疗 在注射器的针头表面覆盖了天然橡胶（乳胶）。乳胶过敏的患者使用阿达木单抗可能会发生严重的过敏反应	已知风险
培塞利珠单抗	罕见使用培塞利珠单抗后出现有严重过敏反应的报告。这些反应中有一些发生在培塞利珠单抗首次给药后。如果发生严重反应，应立即停用培塞利珠单抗并采取适当的治疗措施 因对其他 TNF 拮抗剂严重过敏，而使用培塞利珠单抗的患者资料非常有限；对于这些患者要特别小心	已知风险

药品名称	风险管控措施	风险类型
戈利木单抗	如果发生速发过敏反应或其他严重过敏反应，应立即停用，并开始适当的治疗	已知风险
托珠单抗	注射托珠单抗治疗期间如发生速发过敏反应，应立即采取适当的治疗。如发生速发过敏反应或其他严重超敏反应，立即停止托珠单抗，并永久终止托珠单抗治疗	已知风险
依奇珠单抗	目前已有严重超敏反应的报告，包括某些速发严重过敏反应、血管性水肿、荨麻疹，以及较少见的迟发（注射后10~14天）严重超敏反应，包括广泛性荨麻疹、呼吸困难和高抗体滴度。如果发生严重超敏反应，应立即停止使用依奇珠单抗并开始适当的治疗	已知风险
司库奇尤单抗	临床研究中，接受本品治疗的患者中曾观察到罕见的速发过敏反应。如发生速发过敏反应或其他严重的过敏反应，应立即停用本品，并采取适当的治疗措施	已知风险
利妥昔单抗	已有报道静脉给予患者蛋白质后发生过敏反应和其他超敏反应。发生利妥昔单抗相关的超敏反应时，应当立即使用肾上腺素、抗组胺药和糖皮质激素	已知风险
贝利尤单抗	本品给药可能会导致超敏反应和输液反应，且这些反应可能为重度的或致命的。如果出现重度反应，必须中断本品给药，并给予适当的药物治疗。前两次输液超敏反应的风险最大；但在每次输液时都应考虑此种风险。既往有多种药物过敏史或严重过敏反应病史患者的发生风险可能更高 可在本品输液前给予预防性用药，包括抗组胺药，联合或不联合解热镇痛药。尚未知预防性用药是否可降低输液反应的频率或严重程度	已知风险

六、恶性肿瘤

恶性肿瘤风险管控措施见表 3-32。

表 3-32　恶性肿瘤风险管控措施

药品名称	风险管控措施	风险类型
注射用依那西普	在 TNF 拮抗剂的临床试验中，与对照组相比，TNF 拮抗剂治疗患者出现淋巴瘤的病例较多，但较为罕见，且安慰剂治疗患者的随访期比 TNF 拮抗剂治疗患者的随访期短。上市后观察，使用 TNF 拮抗剂的患者有患白血病的报道。此外，长期处于高活性炎症疾病状态的类风湿关节炎患者的淋巴瘤和白血病风险增加，从而使风险评估更为复杂。就目前所知情况，不能排除 TNF 拮抗剂治疗患者出现淋巴瘤或其他恶性肿瘤的风险。对于有恶性肿瘤病史或发生恶性肿瘤但考虑继续治疗的患者，应警惕使用 TNF 拮抗剂	已知风险
注射用英夫利西单抗	尚未知 TNF 拮抗剂对恶性肿瘤发生的潜在作用。有恶性肿瘤病史的患者接受治疗或发生恶性肿瘤的患者继续治疗时，应慎用英夫利西单抗	缺失信息
阿达木单抗	在 TNF 拮抗剂临床研究的对照部分中，与对照组相比，接受 TNF 拮抗剂治疗的患者中出现了恶性病变（包括淋巴瘤），但是发生率很低。上市后有接受 TNF 拮抗剂的患者中出现白血病病例的报道。对于那些长期患有高活动性的炎性病变的类风湿关节炎患者，出现淋巴瘤和白血病的机会增加，上述情况使风险评估变得复杂。根据目前所知，尚不能排除接受 TNF 拮抗剂患者罹患淋巴瘤、白血病或其他恶性病变的风险 包括阿达木单抗在内的上市后监测发现，一些接受 TNF 拮抗剂治疗（治疗开始时 ≤ 18 岁）的儿童、	缺失信息

药品名称	风险管控措施	风险类型
阿达木单抗	青少年和年轻的成年人（最多22岁）中出现了某些致命的恶性肿瘤，约有一半为淋巴瘤。其他表现为各种不同的恶性肿瘤，包括罕见的免疫抑制相关的恶性肿瘤。尚不能排除接受TNF拮抗剂的儿童、青少年出现恶性病变的风险 上市后，有关肝脾T细胞淋巴瘤的不良反应很罕见。这种罕见的T细胞淋巴瘤是一种进展很快的疾病，往往致命。 阿达木单抗合并硫唑嘌呤、6-巯基嘌呤治疗炎症性肠道疾病时，在一些年轻的成年患者出现一些肝脾T细胞淋巴瘤。应谨慎考虑阿达木单抗合并硫唑嘌呤、6-巯基嘌呤用药的潜在风险 目前还没有对恶性病变患者采用阿达木单抗治疗或对已经出现恶性疾病的患者继续进行阿达木单抗治疗的研究。因此，对此类患者进行阿达木单抗治疗时应多加考虑 对于所有患者，特别是那些曾经接受过广泛免疫抑制治疗，或者银屑病光化学治疗的患者，应该在进行阿达木单抗治疗前及治疗过程中检查皮肤是否出现非黑色素皮肤癌。在接受TNF拮抗剂包括阿达木单抗治疗的患者中有黑色素瘤和梅克尔细胞癌的报道	缺失信息
培塞利珠单抗	尚不明确TNF拮抗剂治疗在恶性肿瘤形成中的潜在作用。当考虑恶性肿瘤病史患者使用TNF拮抗剂治疗或者考虑出现恶性肿瘤的患者仍需继续治疗时，应谨慎 根据目前的研究，在接受TNF拮抗剂治疗的患者中，不能排除可能发生淋巴瘤、白血病或者其他恶性肿瘤的风险 尚未开展对肿瘤病史患者或者肿瘤新发患者继续使用TNF-α拮抗剂治疗的研究	缺失信息
戈利木单抗	在考虑对有恶性肿瘤病史的患者进行TNF拮抗疗法或考虑对发生恶性肿瘤的患者继续使用TNF拮抗剂治疗时，应谨慎	缺失信息

药品名称	风险管控措施	风险类型
托珠单抗	在 24 周对照试验期间，在托珠单抗组诊断出 15 例恶性肿瘤，在对照组诊断出 8 例恶性肿瘤。托珠单抗组（1.32 例事件 /100 患者年）与安慰剂 +DMARD 组（1.37 例事件 /100 患者年）的暴露调整发生率相似 在全部暴露人群，恶性肿瘤发生率与在 24 周对照期的结果一致	已知风险
依奇珠单抗	未提及	缺失信息
司库奇尤单抗	未提及	缺失信息
利妥昔单抗	利妥昔单抗可以介导良性和恶性 CD20 阳性细胞发生快速溶解。有报道在外周血恶性淋巴细胞数目高的患者中观察到与肿瘤溶解综合征（TLS）相一致的体征和症状（例如高尿酸血症、高钾血症、低钙血症、高磷酸酯酶血症、急性肾衰竭、LDH 水平升高）。对于高危患者（例如：高肿瘤负荷或外周血恶性细胞数目 $> 25 \times 10^9$/L 的患者，CLL 和套细胞淋巴瘤患者），应该考虑到 TLS 的预防问题。采用利妥昔单抗后，应该对这些患者进行密切的和适当的实验室监测。对于发生快速肿瘤溶解体征和症状的患者，应该给予适当的医学治疗。在部分病例中，对体征和症状进行治疗并且完全缓解以后，在同时采用 TLS 预防治疗的情况下，可以继续给予利妥昔单抗治疗应该在复苏设备齐全且即时可用的环境中，而且在经验丰富的肿瘤学 / 血液学医生的密切监视下对患者进行利妥昔单抗输注治疗	已知风险
贝利尤单抗	可能会增加恶性肿瘤发病的风险。在有恶性肿瘤既往史的患者中或在新发恶性肿瘤患者中应谨慎考虑使用或继续使用本品	已知风险

七、免疫原性

免疫原性风险管控措施见表 3-33。

表 3-33　免疫原性风险管控措施

药品名称	风险管控措施	风险类型
注射用依那西普	未提及	缺失信息
注射用英夫利西单抗	使用英夫利西单抗治疗可能会促使自身抗体的形成，罕见狼疮样综合征。若患者在接受英夫利西单抗治疗时出现狼疮样综合征征兆，则应立即停药	已知风险
阿达木单抗	阿达木单抗药物治疗会导致自身抗体的形成。长期使用阿达木单抗进行治疗对自身免疫性疾病的影响尚不清楚。如果在使用阿达木单抗治疗后，患者出现狼疮样综合征的症状，并且双链 DNA 抗体阳性时，应该立即停止阿达木单抗的治疗	已知风险
培塞利珠单抗	使用 TNF-α 拮抗剂治疗可能导致 ANA 的产生，但发生狼疮样综合征的情况罕见。长期使用 TNF-α 抑制剂对自身免疫疾病的影响尚不清楚。如果患者在使用 TNF-α 抑制剂治疗后出现了狼疮样综合征的可疑症状，必须停止用药。尚未进行 TNF-α 抑制剂在狼疮患者中的研究	已知风险
戈利木单抗	戈利木单抗抗体的存在可能会使注射部位反应的发生率升高。由于戈利木单抗抗体阳性患者的数量较少，目前尚不能确定戈利木单抗抗体与临床有效性或安全性结果之间的相关性	已知风险
托珠单抗	全部 112 例患者在基线都进行了抗托珠单抗体检测。2 例患者抗托珠单抗抗体检测结果为阳	已知风险

续表

药品名称	风险管控措施	风险类型
托珠单抗	性，其中1例患者发生了被认为是过敏反应的荨麻疹和血管水肿严重不良事件，结果导致退出试验；另1例患者在进行逃逸治疗时发生了巨噬细胞活化综合征，并终止试验	已知风险
依奇珠单抗	在所有适应证中，免疫原性与治疗中出现的不良事件的关联尚未明确	缺失信息
司库奇尤单抗	本品治疗银屑病、强直性脊柱炎等适应证的临床研究显示，在长达52周的治疗期间仅有不到1%的患者出现抗司库奇尤单抗抗体。治疗中出现的抗药抗体中半数为中和性抗体，但与药物失效或药物代谢动力学异常无关	已知风险
利妥昔单抗	RA患者中，在使用利妥昔单抗重复治疗超过一年以后，对肺炎链球菌、流感、腮腺炎、风疹、水痘和破伤风毒素具有阳性抗体滴度的患者比例与基线期的患者比例基本相近	已知风险
贝利尤单抗	无法就免疫原性对贝利尤单抗药代动力学的影响作出定论	缺失信息

八、脱髓鞘样疾病

脱髓鞘样疾病风险管控措施见表3-34。

表3-34　脱髓鞘样疾病风险管控措施

药品名称	风险管控措施	风险类型
注射用依那西普	未提及	缺失信息

药品名称	风险管控措施	风险类型
注射用英夫利西单抗	对于曾患有或新近患有中枢神经系统脱髓鞘疾病的患者，应在给予英夫利西单抗前权衡利弊	已知风险
阿达木单抗	对以往存在或近期患有中枢及外周神经系统脱髓鞘病变的患者，医生在给予阿达木单抗治疗时应格外小心	已知风险
培塞利珠单抗	从临床症状和 / 或放射学检查结果而言，使用 TNF 拮抗剂极少引起脱髓鞘病变的新发生或恶化，包括多发性硬化。对以往存在或近期患有脱髓鞘病变的患者，医师在给予 TNF-α 抑制剂治疗前应该仔细考虑 TNF 拮抗剂的受益和风险。接受 TNF-α 抑制剂治疗的患者少有癫痫发作、神经炎和周围神经病变等神经系统异常的报告	已知风险
戈利木单抗	未提及	缺失信息
托珠单抗	应警惕患者中出现的中枢脱髓鞘病发作的潜在征象。目前有关托珠单抗是否会导致潜在中枢脱髓鞘病发作的情况尚不清楚	缺失信息
依奇珠单抗	未提及	缺失信息
司库奇尤单抗	未提及	缺失信息
利妥昔单抗	未提及	缺失信息
贝利尤单抗	未提及	缺失信息

九、临床试验与上市后不良反应汇总

各风湿免疫治疗用药临床试验与上市后不良反应见表 3-35~ 表 3-45。

1. 注射用依那西普

表 3-35　注射用依那西普临床试验及上市后不良反应

系统器官分类	发生率	不良反应
感染和侵染	十分常见	感染（包括上呼吸道感染、支气管炎、膀胱炎、皮肤感染）
	偶见	严重感染（包括肺炎、蜂窝组织炎、细菌性关节炎、脓毒血症和寄生虫感染）
	罕见	结核病、机会性感染（包括侵袭性真菌、原虫、细菌、非典型分枝杆菌感染、病毒性感染和军团菌属）
	未知	乙型肝炎复发、利斯塔氏菌属
良性、恶性和性质未明的肿瘤（包括囊肿和息肉）	偶见	非黑色素皮肤癌
	罕见	恶性黑色素瘤
	未知	Merkel 细胞癌
血液和淋巴系统异常	偶见	血小板减少、贫血、白细胞减少、中性粒细胞减少
	罕见	全血细胞减少症
	十分罕见	再生障碍性贫血
	未知	噬血细胞性组织细胞增多症（巨噬细胞活化综合征）

系统器官分类	发生率	不良反应
神经系统异常	罕见	提示多发性硬化症或局部脱髓鞘病变中枢神经系统脱髓鞘事件，例如视神经炎和横贯性脊髓炎、外周神经脱髓鞘事件（包括格林巴利综合征、慢性炎症性脱髓鞘性多发性神经病、脱髓鞘性多发性神经病和多灶性运动神经病）、癫痫发作
眼部异常	偶见	葡萄膜炎、巩膜炎
心脏异常	偶见	充血性心力衰竭加重
	罕见	新发充血性心力衰竭
呼吸道、胸腔和纵隔异常	罕见	间质性肺病（包括肺炎和肺纤维化）
肝胆异常	偶见	肝酶升高
	罕见	自身免疫性肝病
皮肤和皮下组织异常	常见	瘙痒、皮疹
	偶见	血管性水肿、银屑病（包括新发或加重和脓疱性，主要在手掌或脚掌）、荨麻疹、银屑病样皮疹
	罕见	Stevens Johnson 综合征、皮肤血管炎（包括过敏性血管炎）、多形性红斑
	十分罕见	中毒性表皮坏死松解症
肌肉骨骼和结缔组织异常	罕见	皮肤型红斑狼疮、亚急性皮肤型红斑狼疮、狼疮样综合征
全身性异常和注射部位反应	十分常见	注射部位反应（包括出血、淤青、红斑、瘙痒、疼痛、肿胀）
	常见	发热

有研究表明依那西普说明书未载明的 ADR 信号有胎儿畸形、呼吸道充血、咳嗽、注射恐惧、睡眠障

碍、肾石症、耳漏等 7 种。依那西普的致畸作用表现为患儿椎体异常、肛门闭锁、心脏缺陷等先天性异常。

2. 注射用英夫利西单抗

表 3-36　注射用英夫利西单抗临床试验中不良事件汇总

系统器官分类	不良反应
皮肤及附属物	皮疹、瘙痒、荨麻疹、出汗增加、皮肤干燥、真菌性皮炎、甲真菌病、湿疹、脂溢性皮炎、脱发
中枢及外周神经系统	头痛、眩晕
胃肠道系统	恶心、腹泻、腹痛、消化不良、肠梗阻、呕吐、便秘
呼吸系统	上呼吸道感染、下呼吸道感染（包括肺炎）、呼吸困难、鼻窦炎、胸膜炎、肺水肿
全身性	乏力、胸痛、水肿、潮热、疼痛、寒战
机体防御系统	病毒性感染、发热、脓肿、蜂窝组织炎、念珠菌病
肌肉骨骼系统	肌肉痛、关节痛
外周血管	面部潮红、血栓性静脉炎、瘀斑、血肿
心血管	高血压、低血压
血液	贫血、白细胞减少、淋巴结病、中性粒细胞减少症、血小板减少
精神	失眠、嗜睡
肝胆系统	转氨酶升高、肝功能异常
泌尿系统	泌尿道感染
眼部及视力	结膜炎
心率及心律	心悸、心动过缓
给药部位	输注部分反应
胶原	自身抗体

表 3-37　注射用英夫利西单抗上市后报告不良事件汇总

系统器官分类	不良反应
血液和淋巴系统	粒细胞减少症、特发性血小板减少性紫癜、各类血细胞减少症、血栓性血小板减少性紫癜
全身和用药部位	过敏反应、过敏性休克、输液反应、血清病
心脏	心包积液
免疫系统	脉管炎
良性及恶性肿瘤	肝脾 T 细胞淋巴瘤（克罗恩病青少年患者）
神经系统	中枢神经系统脱髓鞘性疾病（如多发性硬化症和视神经炎）、格林 - 巴利综合征、神经性病变、癫痫发作、横贯性脊髓炎
感染和传染	条件性感染（如曲霉病、非典型分枝杆菌病、球孢子菌病、隐球菌病、念珠菌病、组织胞浆菌病、李斯特杆菌病、肺囊虫病）、沙门菌病、败血症、结核病和乙型肝炎再活化
呼吸、胸、膈	间质性肺病（包括间质性肺炎 / 肺纤维化）、非常罕见快速进行性疾病
肝胆系统	肝细胞损害、肝炎、黄疸、自身免疫性肝炎和肝衰竭
皮肤和皮下组织	血管炎（多发于皮肤）、包括新发的和脓疱性银屑病（多发于掌 / 跖部）、史 - 约综合征、中毒性表皮坏死松解症、多形性红斑

3. 阿达木单抗临床试验及上市后不良反应（表 3-38）

表 3-38　阿达木单抗临床试验及上市后不良反应

系统器官分类	发生率	不良反应
感染	非常常见	呼吸道感染（包括上下呼吸道感染、肺炎、鼻窦炎、咽炎、鼻咽炎和疱疹病毒肺炎）

系统器官分类	发生率	不良反应
感染	常见	全身性感染（包括脓毒症、念珠菌病和流感）、肠道感染（包括病毒性胃肠炎）、皮肤和软组织感染（包括甲沟炎、蜂窝织炎、脓疱疮、坏死性筋膜炎和带状疱疹）、耳部感染、口腔感染（包括单纯性疱疹、口腔疱疹和牙部感染）、生殖道感染（包括外阴道真菌感染）、泌尿道感染（包括肾盂肾炎）、真菌感染、关节感染
	少见	神经系统感染（包括病毒性脑膜炎）、机会感染和结核（包括球孢子菌病、组织胞浆菌病和鸟分枝杆菌复合体感染）、细菌感染、眼部感染、憩室炎
良性、恶性和不明类型的肿瘤（包括囊肿和息肉）	常见	除黑色素瘤以外的皮肤癌（包括基底细胞癌和鳞状细胞癌）、良性肿瘤
	少见	淋巴瘤、实体器官肿瘤（包括乳腺癌、肺肿瘤和甲状腺肿瘤）、黑色素瘤
	罕见	白血病
	未知	肝脾 T 细胞淋巴瘤、Merkel 细胞癌（皮肤神经内分泌癌）
血液和淋巴系统紊乱	非常常见	血细胞减少（包括中性粒细胞减少和粒细胞缺乏症）、贫血
	常见	血细胞增多、血小板减少
	少见	特发性血小板减少性紫癜
	罕见	全血细胞减少
免疫系统紊乱	常见	超敏反应、过敏（包括季节性过敏）
	少见	结节病
	罕见	过敏性反应
代谢和营养紊乱	非常常见	血脂升高
	常见	低钾血症、尿酸水平升高、血钠异常、低钙血症、高血糖症、低磷血症、脱水

系统器官分类	发生率	不良反应
精神紊乱	常见	情绪变化（包括抑郁症）、焦虑、失眠
神经系统紊乱	非常常见	头痛
	常见	感觉异常（包括感觉迟钝）、偏头痛、神经根压迫
	少见	震颤、神经疾病
	罕见	多发性硬化、脱髓鞘病变（视神经炎，格林-巴利综合征）
眼睛功能紊乱	常见	视觉受损、结膜炎、眼睑炎、眼肿
	少见	复视
耳部和迷路功能紊乱	常见	眩晕
	少见	耳聋、耳鸣
心功能紊乱	常见	心动过速
	少见	心肌梗死、心律不齐、充血性心力衰竭
	罕见	心搏骤停
血管异常	常见	高血压、面部潮红、血肿
	少见	主动脉瘤、动脉血管阻塞、血栓性静脉炎
呼吸系统、胸腔和纵隔异常	常见	哮喘、呼吸困难、咳嗽
	少见	肺栓塞、间质性肺病、慢性阻塞性肺病、肺炎、胸腔积液
	罕见	肺纤维化
胃肠道异常	非常常见	腹痛、恶心和呕吐
	常见	胃肠道出血、消化不良、胃食管反流病、干燥综合征
	少见	胰腺炎、吞咽困难、面部水肿
	罕见	肠穿孔
肝胆异常	非常常见	肝酶升高
	常见	胆囊炎和胆结石、肝脏脂肪变性、血胆红素升高

系统器官分类	发生率	不良反应
肝胆异常	少见	肝炎、乙型肝炎的再激活、自身免疫性肝炎
	罕见	肝功能衰竭
皮肤和皮下组织异常	非常常见	皮疹（包括脱落性皮疹）
	常见	银屑病发作或银屑病恶化（包括掌跖脓疱病）、荨麻疹、瘀伤（包括紫癜）、皮炎（包括湿疹）、甲折断、多汗症、脱发、瘙痒
	少见	夜汗、瘢痕
	罕见	多形性红斑、史蒂芬强森综合征、血管性水肿、皮肤血管炎
	未知	皮肌炎症状加重
骨骼肌、结缔组织和骨骼异常	非常常见	骨骼肌疼痛
	常见	肌痉挛（包括血肌酸磷酸激酶水平升高）
	少见	横纹肌溶解症、系统性红斑狼疮
	罕见	狼疮样综合征
肾脏和泌尿功能异常	常见	肾功能损伤、血尿
	少见	夜尿症
生殖系统和乳腺异常	少见	勃起功能障碍
一般功能异常和给药部位的状态	非常常见	注射部位反应（包括注射部位红斑）
	常见	胸痛、水肿、发热
	少见	发炎
实验室检查	常见	凝血和出血疾病（包括活化部分凝血活酶时间延长）、自身抗体检查阳性（包括双链 DNA 抗体）、血乳酸脱氢酶上升
损伤、中毒和并发症	常见	愈合障碍

4. 培塞利珠单抗

表 3-39　培塞利珠单抗临床试验及上市后不良反应

系统器官类别	发生率	不良反应
感染和侵扰	常见	细菌感染（包括脓肿），病毒感染（包括带状疱疹，乳头瘤病毒，流感）
感染和侵扰	偶见	败血症（包括多器官衰竭，败血性休克），肺结核（包括粟粒性，播散性和肺外疾病），真菌感染（包括机会性感染）
良性，恶性和非特异性肿瘤（包括囊肿和息肉）	偶见	血液和淋巴系统恶性肿瘤（包括淋巴瘤和白血病），实体器官肿瘤，非黑素瘤皮肤癌，癌前病变（包括口腔白斑，黑素细胞痣），良性肿瘤和囊肿（包括皮肤乳头状瘤）
	罕见	胃肠道肿瘤，黑色素瘤
	未知	Merkel 细胞癌 *
血液和淋巴系统疾病	常见	嗜酸性粒细胞性疾病，白细胞减少（包括中性粒细胞减少，淋巴减少）
	偶见	贫血，淋巴结病，血小板减少，血小板增多
	罕见	全血细胞减少，脾肿大，红细胞增多，白细胞形态异常
免疫系统疾病	偶见	血管炎，红斑狼疮，药物过敏（包括过敏性休克），过敏性疾病，自身抗体阳性
	罕见	血管神经性水肿，结节病，血清病，脂膜炎（包括结节性红斑），皮肌炎症状 **
内分泌失调	罕见	甲状腺疾病
代谢与营养失调	偶见	电解质失衡，血脂异常，食欲不振，体重减轻
	罕见	血铁质病
精神类疾病	偶见	焦虑和情绪障碍（包括相关症状）
	罕见	自杀倾向，精神失常，精神障碍

系统器官类别	发生率	不良反应
神经系统疾病	常见	头痛（包括偏头痛），感觉异常
	偶见	周围神经病，头晕，震颤
	罕见	癫痫发作，颅神经炎症，协调或平衡受损
	未知	多发性硬化症 *，格林 - 巴利综合征 *
眼疾	偶见	视觉障碍（包括视力下降），眼睑和眼睑发炎，流泪障碍
耳朵和迷宫疾病	偶见	耳鸣，眩晕
心脏疾病	偶见	心肌病（包括心力衰竭），缺血性冠状动脉疾病，心律不齐（包括心房颤动），心悸
	罕见	心包炎，房室传导阻滞
血管疾病	常见	高血压
	偶见	出血或出血（任何部位），高凝（包括血栓性静脉炎，肺栓塞），晕厥，水肿（包括外周，面部），瘀斑（包括血肿，瘀斑）
	罕见	脑血管意外，动脉硬化，雷诺现象，网状眼，毛细血管扩张
呼吸，胸和纵隔疾病	偶见	哮喘和相关症状，胸腔积液和症状，呼吸道充血和炎症，咳嗽
	罕见	间质性肺疾病，肺炎
胃肠道疾病	常见	恶心
	偶见	腹水，胃肠道溃疡和穿孔，胃肠道炎症（任何部位），口腔炎，消化不良，腹胀，口咽干燥
	罕见	吞咽困难，运动过度
肝胆疾病	常见	肝炎（包括肝酶升高）
	偶见	肝病（包括肝硬化），胆汁淤积，血液胆红素升高
	罕见	胆石症

系统器官类别	发生率	不良反应
皮肤和皮下组织疾病	常见	皮疹
	偶见	脱发，牛皮癣新发或恶化（包括掌脓疱型牛皮癣）和相关疾病，皮炎和湿疹，汗腺疾病，皮肤溃疡，光敏性，痤疮，皮肤变色，皮肤干燥，指甲和甲床疾病
皮肤和皮下组织疾病	罕见	皮肤剥脱和脱皮，大疱状况，头发质地异常，史蒂文斯 - 约翰逊综合征 **，多形性红斑 **，地衣样反应
肌肉骨骼，结缔组织和骨骼疾病	偶见	肌肉疾病，血肌酸磷酸激酶升高
肾脏和泌尿系统疾病	偶见	肾功能不全，尿液，膀胱和尿道症状
	罕见	肾病（包括肾炎）
生殖系统和乳房疾病	偶见	月经周期和子宫出血疾病（包括闭经），乳腺疾病
	罕见	性功能障碍
一般疾病和给药部位情况	常见	发热，疼痛（任何部位），哮喘，瘙痒（任何部位），注射部位反应
	偶见	发冷，类流感疾病，温度感知改变，盗汗，潮红
	罕见	瘘管（任何部位）
调查	偶见	血液碱性磷酸酶升高，凝血时间延长
	罕见	血尿酸升高
伤害，中毒和手术并发症	偶见	皮肤受伤，愈合受损

* 这些事件与 TNF 拮抗剂有关，但是与培塞利珠单抗相关的发生率未知。

** 这些事件与 TNF 拮抗剂有关。

5. 戈利木单抗

表 3-40　戈利木单抗临床试验及上市后不良反应

系统器官类别	发生率	不良反应
感染及侵染类疾病	十分常见	上呼吸道感染（鼻咽炎，咽炎，喉炎和鼻炎）
	常见	细菌性感染（如蜂窝织炎），下呼吸道感染（如感染性肺炎），病毒感染（如流行性感冒和疱疹），支气管炎，鼻窦炎，浅表真菌感染，脓肿
	偶见	脓毒症（包括脓毒性休克），肾盂肾炎
	罕见	结核病，机会感染如侵袭性真菌感染（组织胞浆病，球孢子菌病，肺孢子菌病），细菌性，非典型分枝杆菌感染和原虫，乙型肝炎复发，细菌性关节炎，感染性滑囊炎
良性、恶性及性质不明的肿瘤	偶见	肿瘤（如皮肤癌，鳞状细胞癌和黑色素痣）
	罕见	淋巴肿瘤，白血病，黑素瘤 Merkel 细胞癌
	未知	肝脾 T 细胞淋巴瘤 *，儿科恶性肿瘤
血液及淋巴系统疾病	常见	白细胞减少症（包括中性粒细胞减少症），贫血
	偶见	血小板减少症，全血细胞减少症
	罕见	再生障碍性贫血
各类检查	偶见	嗜中性粒细胞计数降低
	常见	过敏反应（支气管痉挛，超敏反应，荨麻疹），自身抗体阳性
	罕见	严重全身性超敏反应（包括速发过敏反应），血管炎（系统性），结节病
代谢及营养类疾病	偶见	甲状腺疾病（如甲状腺功能减退症，甲状腺功能亢进症和甲状腺肿）
精神病类	常见	抑郁，失眠

系统器官类别	发生率	不良反应
各类神经系统疾病	常见	头晕，头痛，感觉错乱
	偶见	平衡障碍
	罕见	脱髓鞘类疾病（中央及外周），味觉障碍
眼器官疾病	偶见	视力障碍（如视物模糊和视觉灵敏度下降），结膜炎，眼过敏症（如瘙痒和刺激）
心脏器官疾病	偶见	心律不齐，缺血性冠状动脉疾病
	罕见	充血性心力衰竭（新发或恶化）
血管与淋巴管类疾病	常见	高血压
	偶见	血栓症（如深静脉和主动脉），潮红
	罕见	雷诺现象
呼吸系统、胸及纵隔疾病	常见	哮喘和相关症状（如哮鸣和支气管功能亢进）
	偶见	间质性肺疾病
胃肠系统疾病	常见	消化不良，胃肠和腹痛，恶心，胃肠道炎症疾病（如胃炎和结肠炎），口腔黏膜炎
	偶见	便秘，胃食管反流病
肝胆系统疾病	常见	丙氨酸氨基转移酶升高，门冬氨酸氨基转移酶升高
	偶见	胆石症，肝脏疾病
皮肤及皮下组织类疾病	常见	瘙痒，皮疹，脱发，皮炎
	偶见	大疱性皮肤反应，银屑病（新发或既存银屑病恶化，手掌足底和脓疱），荨麻疹
	罕见	苔藓样反应，皮肤剥脱，血管炎（皮肤）
各种肌肉骨骼及结缔组织疾病	罕见	类狼疮综合征
肾脏及泌尿系统疾病	罕见	膀胱疾病、肾脏疾病

系统器官类别	发生率	不良反应
生殖系统及乳腺疾病	偶见	乳腺疾病、月经紊乱
全身性疾病及给药部位各种反应	常见	发热，乏力，注射部位局部反应（如注射部位红斑，荨麻疹，硬结，疼痛，青肿，瘙痒，刺激和感觉错乱），胸部不适
	罕见	延迟愈合
各类损伤、中毒及手术并发症	常见	骨折

* 在其他 TNF 拮抗剂中观察到。

6. 托珠单抗

表 3-41　托珠单抗临床试验及上市后不良反应

频率	系统器官类别	不良反应	发生率
非常常见 > 10%	内分泌和代谢	血清胆固醇升高	19% 至 20%；儿童和青少年：≤ 2%
	胃肠道	便秘	6% 至 13%
	血液和肿瘤	中性粒细胞减少症	儿童和青少年 < 30kg：26%；儿童和青少年 ≥ 30kg：4%；成人：3% 至 4%
	肝脏	血清丙氨酸氨基转移酶增加	≤ 36%
	肝脏	血清门冬氨酸氨基转移酶增加	≤ 22%

频率	系统器官类别	不良反应	发生率
非常常见 > 10%	局部	注射部位反应	皮下注射：儿童和青少年：15%~44%（发生率较高，体重≥30kg）；成人：7%~10%
	其他	输液相关反应	4%~20%
常见 1%~10%	心血管	深静脉血栓形成	3%
		高血压	6%~7%
		外周水肿	< 2%
		脓毒性休克	6%
	皮肤	皮疹	2%
	内分泌和代谢	高血糖	5%
		低血糖	3%
		低钾血症	5%
		甲状腺功能减退症	< 2%
		LDL胆固醇升高	9%~10%；儿童和青少年：≤ 2%
		体重增加	< 2%
	胃肠道	腹泻	≥ 5%
		胃溃疡	< 2%
		胃炎	1%
		恶心	4%
		口腔黏膜溃疡	2%
		口腔炎	< 2%
		上腹痛	2%
	泌尿生殖系统	尿路感染	8%
	血液和肿瘤	白细胞减少症	< 2%
		血小板减少症	1%~4%

频率	系统器官类别	不良反应	发生率
常见 1%~10%	肝脏	血清胆红素升高	< 2%
	免疫	抗体生成	儿童和青少年：≤ 6%；成人：≤ 2%
	感染	单纯疱疹感染	< 2%
	神经系统	焦虑	3%~6%
		谵妄	5%
		头晕	3%
		头痛	3%~7%
		失眠	4%~5%
		疼痛	3%
	眼科	结膜炎	< 2%
	肾脏	急性肾损伤	7%
		肾结石	< 2%
	呼吸系统	支气管炎	3%
		咳嗽	< 2%
		呼吸困难	< 2%
		鼻咽炎	7%
		肺炎	8%
		上呼吸道感染	7%
未知频率	心血管	低血压	
	皮肤	瘙痒、荨麻疹	
	内分泌和代谢	高密度脂蛋白胆固醇增加	
	血液和肿瘤	恶性肿瘤	
	超敏反应	血管性水肿	
	感染	感染（包括严重感染）	

频率	系统器官类别	不良反应	发生率
未知频率	神经系统	慢性炎症性脱髓鞘性多发性神经病	
	神经肌肉和骨骼	多发性硬化症	
	耳部	中耳炎	

上市后

皮肤科：蜂窝织炎、史蒂文斯 - 约翰逊综合征

胃肠道：胃肠道憩室炎，胃肠炎，胃肠穿孔，胰腺炎

肝：肝功能衰竭，肝损伤（Genovese 2017），肝炎，肝毒性，黄疸

感染：曲霉菌病、非典型分枝杆菌感染、细菌感染、念珠菌病、隐球菌病、真菌感染、带状疱疹感染（包括急性加重）、机会性感染、原生动物感染、脓毒症、病毒感染

神经肌肉和骨骼：化脓性关节炎

呼吸道：活动性肺结核，肺孢子虫属微生物引起的感染，肺结核

7. 依奇珠单抗

表 3-42　依奇珠单抗临床试验及上市后不良反应

频率	系统器官类别	不良反应	发生率
非常常见 > 10%	血液学和肿瘤学	中性粒细胞减少症	11%；等级 ≥ 3：< 1%
	免疫	抗体发展	5%~22%；与药物浓度降低和疗效丧失相关的中和抗体：2%
	感染	感染	27%~38%；维持期：57%；严重感染：< 1%
	局部	注射部位反应；包括注射部位的红斑、注射部位的疼痛	17%
	呼吸道	上呼吸道感染	14%
常见 1%~10%	皮肤	癣	2%
	胃肠道	克罗恩病	≤ 1%
		恶心	2%
	血液和肿瘤	血小板减少症	3%
	感染	流感	≤ 1%
	眼科	结膜炎	成人 ≤ 1%；儿童和青少年 3%

上市后：超敏反应，过敏反应。

8. 司库奇尤单抗

表 3-43　司库奇尤单抗临床试验及上市后不良反应

频率	系统器官类别	不良反应	发生率
非常常见 > 10%	感染	感染	9%~48%; 严重感染: ≤ 1%
	呼吸系统	鼻咽炎	11%-12%
常见 1%~10%	皮肤	荨麻疹	≤ 1%
	内分泌和代谢	高胆固醇血症	≥ 2%
	胃肠道	腹泻	3%~4%
		炎症性肠病	≤ 1%
		克罗恩病，克罗恩病恶化，溃疡性结肠炎恶化，溃疡性结肠炎	< 1%
		皮肤黏膜念珠菌病	1%
		恶心	≥ 2%
		口腔单纯疱疹感染	≤ 1%
	神经系统	头痛	≥ 2%
	呼吸系统	咽炎	1%
		鼻炎	1%
		鼻漏	≤ 1%
		上呼吸道感染	3%
未知频率	胃肠道	结肠炎、胃炎、便血、下腹痛	
	泌尿生殖系统	尿路感染	
	感染	念珠菌病、疱疹病毒感染、葡萄球菌感染	

上市后和（或）病例报告：抗体发展（包括中

和；与药物疗效无关的中和抗体）、结膜炎、脓疱病、血清转氨酶升高、中性粒细胞减少、口腔念珠菌病、外耳炎、中耳炎、鼻窦炎、足癣、扁桃体炎。

9. 利妥昔单抗

表 3-44　利妥昔单抗临床试验及上市后不良反应

频率	系统器官类别	不良反应	发生率
非常常见 ＞10%	心血管	心脏疾病	5%~29%
		潮红	5%~14%
		高血压	6%~12%
		外周水肿	8%~16%
	皮肤科	盗汗	15%
		瘙痒	≤ 17%
		皮疹	≤ 17%
	内分泌和代谢	低磷血症	12%~21%
		体重增加	11%
	胃肠道	腹痛	14%
		腹泻	10%~17%，3/4 级：1%
		恶心	8%~23%；3/4 级：1%
	血液和肿瘤	贫血	8%-35%；3/4 级：3%
		中性粒细胞减少性发热	3/4 级：9%~15%
		低丙种球蛋白血症 包括低于正常下限的 IgA、IgG 或 IgM，可以延长	＜ 1%~58%

频率	系统器官类别	不良反应	发生率
非常常见 > 10%	血液和肿瘤	白细胞减少	10%~14%；3/4级：4%~23%
		淋巴细胞减少	48%；3/4级：40%
		中性粒细胞减少	8%~14%；3/4级：4%~49%
		血小板减少症	12%；3/4级：2%~11%
	肝	肝胆疾病	17%
		血清丙氨酸氨基转移酶升高	13%
	超敏反应	血管性水肿	11%
	免疫	抗体发展	1%~32%
	感染	细菌感染	19%；包括蜂窝织炎
		感染	19%~63%；包括巨细胞病毒血症、单纯疱疹感染、细小病毒B19血清转换、水痘带状疱疹感染、丙型肝炎和下呼吸道感染
		严重感染	2%~11%；包括脓毒症
	神经系统	寒战	3%~33%
		疲乏	13%~39%
		头痛	15%~19%
		失眠	14%
		疼痛	12%
		周围感觉神经病变	30%
	神经肌肉和骨骼	关节痛	6%~13%
		虚弱	2%~26%
		肌肉痉挛	17%

频率	系统器官类别	不良反应	发生率
非常常见 ＞10%	呼吸道	支气管炎、咳嗽	13%~15%
		鼻衄	11%
		鼻咽炎	≤16%
		肺部疾病	31%
		肺毒性	18%
		鼻炎	3%~12%
		上呼吸道感染	≤16%
	其他	发热	5%~56%
		输注相关反应	首剂：12%~77%
常见 1%~10%	心血管	胸闷	7%
		低血压	10%
		显著的心血管事件	2%
	皮肤科	荨麻疹	2%~8%
	内分泌和代谢	高血糖	9%
		高尿酸血症	2%
		乳酸脱氢酶增加	7%
	胃肠道	消化不良	3%
		口腔念珠菌病	9%
		上腹痛	2%
		呕吐	10%；3/4级：1%
	泌尿生殖系统	尿路感染	8%
	血液和肿瘤	全血细胞减少症	3/4级：3%；可以延长
	肝	乙型肝炎恶化	3/4级：2%

频率	系统器官类别	不良反应	发生率
常见 1%~10%	感染	真菌感染	1%
		病毒感染	10%；包括带状疱疹
	神经系统	焦虑	2%~5%
		头晕	6%~10%
		偏头痛	2%
		感觉异常	2%
		寒战	10%
	神经肌肉和骨骼	背痛	9%~10%
		肌痛	10%
	呼吸系统	支气管痉挛	8%
		呼吸困难	7%~10%
		鼻窦炎	6%
		咽喉刺激	2%~9%

上市后

心血管：急性心肌梗死（Kasi 2012），心脏压塞（Cohen 2006），心源性休克（Kasi 2012），心力衰竭（Kasi 2012），川崎综合征（Sato 2020），心肌炎（Ghielmini 2004），血管炎（全身性；伴有皮疹）（Kim 2009），心室颤动（Kasi 2012），室性心动过速（Kasi 2012）。

皮肤科：大疱性表皮松解症（Wu 2020），苔藓样皮炎（Scheinfeld 2006），天疱疮（副肿瘤）（Scheinfeld 2006），脓皮病坏疽（包括生殖器表现）（Georgakopoulos 2018，Maloney 2018），Stevens-

Johnson 综合征（Scheinfeld 2006），中毒性表皮坏死松解症（Scheinfeld 2006），膀胱大疱性皮炎（Scheinfeld 2006）。

胃肠道：克罗恩病（Cavalcanti 2020），小肠结肠炎（包括回结肠炎，溃疡性结肠炎，显微镜下结肠炎）（Tsuzuki 2021），肠梗阻（Kasi 2012），肠穿孔［平均发病：6天（范围：非霍奇金淋巴瘤患者1~77天）]（Cornejo 2009，Kollmar 2002）。

血液学和肿瘤学：骨髓抑制（Kasi 2012），血清免疫球蛋白增加（Waldenström 巨球蛋白血症中的高黏滞综合征），卡波西肉瘤（包括新发病和进展）（Billon 2018，Geller 2018），结节病（儿童：瘢痕结节病）（Vesely 2020），肿瘤溶解综合征（Yang 1999）。

肝脏：暴发性肝炎（Evens 2011），肝功能衰竭（Evens 2011）。

超敏反应：过敏反应（Liccioli 2020），血清病（Fouda 2020）。

感染：乙型肝炎病毒再激活（Evens 2011）。

神经系统：进行性多灶性白质脑病（Carson 2009，Molloy 2012），可逆性后白质脑病综合征（Mustafa 2019）。

神经肌肉和骨骼：关节炎（多关节），狼疮样综合征（Chessa 2021）。

眼科：视神经炎、葡萄膜炎。

肾脏：肾毒性。

呼吸系统：急性呼吸窘迫综合征（Kasi 2012），闭塞性毛细支气管炎（Shen 2012），缺氧（Kasi 2012），间质性肺病（Wagner 2007），胸膜炎，肺炎，肺部浸润（Kasi 2012）。

10. 贝利尤单抗

表 3-45　贝利尤单抗临床试验及上市后不良反应

发生率	系统器官类别	不良反应	发生率
非常常见 ＞10%	胃肠道	腹泻	12%
		恶心	15%
	超敏反应	超敏反应	13%
	感染	感染	71%~82%；严重感染：6%
	神经系统	精神障碍	16%；严重：≤1%
	其他	输液相关反应	17%
常见 1%~10%	皮肤	皮肤反应	≥3%
	胃肠道	病毒性胃肠炎	3%
	泌尿生殖系统	膀胱炎	4%
		尿路感染	＞5%
	血液和肿瘤	白细胞减少症	4%
	免疫	抗体开发	≤5%
	感染	流行性感冒	＞5%
	局部	注射部位反应	6%
	神经系统	焦虑	4%
		抑郁	5%~6%
		头痛	≥3%

续表

发生率	系统器官类别	不良反应	发生率
常见 1%~10%	神经系统	失眠	6%~7%
		偏头痛	5%
		自杀意念	≤ 1%
		自杀倾向	≤ 1%
	神经肌肉和骨骼	肢体疼痛	6%
	呼吸系统	支气管炎	9%
		鼻咽炎	9%
		咽炎	5%
		鼻窦炎	> 5%
		上呼吸道感染	> 5%
	其他	发烧	10%
未知频率	皮肤	蜂窝织炎	
	呼吸系统	肺炎	

上市后

超敏反应：过敏反应、血管性水肿。

神经系统：进行性多灶性白质脑病。

第三节　使用环节风险管理

本节对药品的使用环节给予了相对狭义的定义，仅将"使用"定义为药品与相关人员（患者、药师、护师）存在物理接触的相关过程。因此，本节仅汇总了患者在使用药品过程中以及药师在调剂、制剂、

配置和给药阶段的相关风险点与风险管理措施（表
3-46、表3-47）。

一、药物过量

表 3-46　风湿免疫治疗药品药物过量风险管控措施

药品名称	风险管控措施	风险类型
注射用依那西普	未提及	缺失信息
注射用英夫利西单抗	单次给药剂量达到 20mg/kg 时未出现直接毒性反应	已知风险
阿达木单抗	未提及	缺失信息
培塞利珠单抗	如果服药过量，建议密切监测患者的不良反应或影响，并立即开始适当的对症治疗	已知风险
戈利木单抗	如出现用药过量，建议监测不良反应的任何体征或症状，立即采取适当的对症治疗	已知风险
托珠单抗	如发生药物过量，建议对患者发生的不良反应症状和体征进行监测。并对发生不良反应的患者进行对症治疗	已知风险
依奇珠单抗	如果发生药物过量，建议监测患者不良反应的任何体征或症状，并立即采取适当的对症治疗	已知风险
司库奇尤单抗	如发生药物过量情况，建议对任何不良反应的体征或症状进行监测，并立即进行适当的对症治疗	已知风险

续表

药品名称	风险管控措施	风险类型
利妥昔单抗	人体中尚未进行利妥昔单抗过量的临床试验。迄今为止，最高试验剂量为5000mg（2250mg/m²），用于在患有慢性淋巴细胞性白血病的病人。未发现其他的安全性信号。一旦病人出现过量用药，必须立即停止输注，并且对其进行密切监测。应该考虑到定期监测血细胞计数的必要性，当病人处在B细胞耗竭状态时，还要考虑到感染的风险可能加大	缺失信息
贝利尤单抗	在人体中，间隔21天以静脉输液方式两次给予最高20mg/kg的剂量，与1mg/kg、4mg/kg或10mg/kg剂量相比，不良事件的发生率或严重程度没有增加 如不慎过量，应仔细观察患者并根据情况给予支持性治疗	已知风险

二、忘记用药

表3-47　风湿免疫治疗药品忘记用药风险管控措施

药品名称	风险管控措施	风险类型
注射用依那西普	未提及	缺失信息
注射用英夫利西单抗	未提及	缺失信息
阿达木单抗	未提及	缺失信息
培塞利珠单抗	应该建议错过剂量的患者在记住后尽快注射下一剂培塞利珠单抗，然后按照指示继续注射后续剂量	已知风险

药品名称	风险管控措施	风险类型
戈利木单抗	如果患者在计划的给药日忘记注射本品，那么此次漏用药物应当在患者想起的时候立即注射。应告知患者不要注射双倍剂量来弥补此次漏用药物 下一次给药应当根据下列要求进行： - 如2周内发现漏用剂量，则补注射后继续原有注射计划 - 如2周后发现漏用剂量，则补注射后自注射之日起重新建立新注射计划	已知风险
托珠单抗	未提及	缺失信息
依奇珠单抗	未提及	缺失信息
司库奇尤单抗	未提及	缺失信息
利妥昔单抗	未提及	缺失信息
贝利尤单抗	未提及	缺失信息

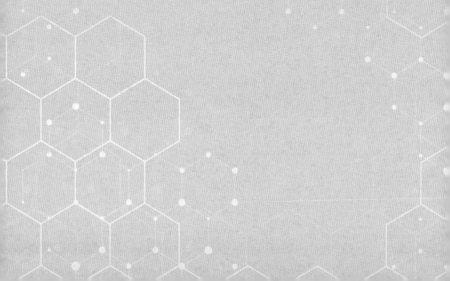

4

第四章

特殊人群

第一节　肾功能不全患者

肾功能不全患者的风险管理见表 4-1。

表 4-1　肾功能不全患者的风险管理

药品名称	风险管控措施	风险类型
注射用依那西普	无需进行剂量调整	已知风险
注射用英夫利西单抗	未提及	缺失信息
阿达木单抗	尚未进行研究，尚无剂量建议	缺失信息
培塞利珠单抗	在这类患者人群中尚未进行培塞利珠单抗的研究，无法提供剂量建议	缺失信息
戈利木单抗	肝功能受损的患者应慎用。尚未在伴有肾或肝损害的患者中进行特定研究。无法提供剂量建议	缺失信息
托珠单抗	轻度肾功能损伤患者无需调整剂量。尚未在中度至重度肾功能损伤患者中研究托珠单抗的用药情况	已知风险
依奇珠单抗	尚未在这些患者群体中开展研究。无法提出剂量建议	缺失信息
司库奇尤单抗	未提及	缺失信息
利妥昔单抗	无需调整剂量	已知风险
贝利尤单抗	无需调整剂量	已知风险

第二节　老年患者

老年患者（≥ 65 岁）由于各个脏器的组织结构和生理功能较年轻人弱，注射方法的差异导致不良反应发生率相对较高。研究表明，强直性脊柱炎和 RA 患者长期接受生物制剂治疗出现感染性疾病的发生率约为 24%。老年患者随着年龄的增加，生理功能明显下降，当免疫力减弱时，增加了感染的危险性。老年患者由于皮肤薄，减少腺体分泌，从而减弱了防御和杀死微生物的能力，大大增加了感染机会。由于老年患者的慢性病发病率高，糖尿病、脑血管意外都使患者本身更容易患感染性疾病。

老年患者使用 TNF-α 抑制剂治疗疾病时，在医生监测药物疗效的同时，应该高度重视产生的注射部位反应及感染性疾病的发生，重视结核的复发。对于首次使用 TNF-α 抑制剂的老年 RA 患者应该在医生和护士的评估和监测下使用，充分观察药物的不良反应，定期门诊复查，及时有效地调整治疗方案。老年患者的风险管理见表 4-2。

表4-2 老年患者的风险管理

药品名称	风险管控措施	风险类型
注射用依那西普	无需进行剂量调整。用法用量与18~64岁的成人相同	已知风险
注射用英夫利西单抗	尚未进行对老年患者使用英夫利西单抗的特定研究。尚未观察到英夫利西单抗的体内分布容积和清除率与年龄的相关性，但由于通常老年人群的感染发病率较高，因此在治疗老年患者时应慎重使用	缺失信息
阿达木单抗	无需进行剂量调整	已知风险
培塞利珠单抗	无需调整剂量。群体药物代谢动力学分析表明不受年龄影响	已知风险
戈利木单抗	老年患者不需要剂量调整	已知风险
托珠单抗	在临床研究Ⅰ–Ⅴ中接受托珠单抗治疗的2644例患者中，共有435例类风湿关节炎患者年龄在65岁及以上，包括50例年龄在75岁及以上的患者。使用托珠单抗的严重感染率在65岁及以上的患者高于年龄低于65岁的患者。由于老年人群的感染率一般较高，给老年人治疗时应慎重	已知风险
依奇珠单抗	老年患者（≥65岁）无需调整剂量（参见。年龄≥75岁受试者的信息有限	已知风险
司库奇尤单抗	无需调整剂量	已知风险
利妥昔单抗	可用于老年患者，无特殊禁忌	已知风险
贝利尤单抗	本品的临床研究中未纳入足够数量的≥65岁受试者以确定其与年轻受试者的临床反应是否不同。老年患者应慎用本品	已知风险

第三节 孕妇与哺乳期妇女

孕妇与哺乳期妇女的风险管理见表 4-3。

表 4-3 孕妇与哺乳期妇女的风险管理

药品名称	风险管控措施	风险类型
注射用依那西普	建议育龄妇女采用合适的避孕，避免在依那西普治疗期间或中止治疗后三周内怀孕	已知风险
注射用英夫利西单抗	尚不知英夫利西单抗是否会对胎儿造成危害或影响生育能力。对孕妇，只有在确实需要时，方可给予英夫利西单抗 尚不知英夫利西单抗是否经母乳排出以及食入后是否全身吸收。由于许多药物和免疫球蛋白可经母乳排出，又因英夫利西单抗对婴幼儿的潜在不良反应，因此应考虑英夫利西单抗对母亲的重要性来决定是否停止哺乳或停止用药	缺失信息
阿达木 * 单抗	说明书中未见对育龄期妇女用药的特殊说明；指南中提出阿达木单抗可使用至妊娠中期结束（即 30 周末）	已知信息
培塞利珠单抗	有生育能力的妇女应考虑使用适当的避孕措施。对于计划怀孕的妇女，考虑到培塞利珠单抗在体内的清除率，建议在最后一次服用培塞利珠单抗后的 5 个月内继续避孕，但也应考虑该妇女的治疗需求 培塞利珠单抗只有在有临床需要时在怀孕期间使用 由于培塞利珠单抗是口服给药后在胃肠道中降解的蛋白质，预期母乳喂养婴儿的绝对生物利用度非常低，因此，可以在母乳喂养期间使用	已知风险

药品名称	风险管控措施	风险类型
戈利木单抗	育龄妇女必须采取适当的避孕措施以防止怀孕，并且在末次戈利木单抗治疗后持续采取避孕措施至少 6 个月	已知风险
托珠单抗	在治疗过程中以及治疗后 3 个月内，有怀孕可能性的女性必须采取有效的避孕措施 除非有明确的医学需要，在孕妇中不应使用托珠单抗 尚不清楚托珠单抗是否通过乳汁分泌。虽然可以在母乳中检测到用同位素标记的内源性免疫球蛋白，但是由于托珠单抗在消化系统中快速降解，所以托珠单抗不太可能通过哺乳被吸收。判断是否继续 / 终止哺乳或是继续 / 终止托珠单抗治疗，需要权衡母乳喂养对婴儿及托珠单抗治疗对哺乳妇女之间的利弊	已知风险
依奇珠单抗	在孕妇中使用依奇珠单抗的数据有限。作为预防措施，最好避免在妊娠期间使用依奇珠单抗。目前尚不清楚依奇珠单抗是否在人乳汁中分泌或在摄入后全身吸收。应综合考虑孩子母乳喂养的获益和女性接受治疗的获益，来决定是否停止母乳喂养或停止使用依奇珠单抗	已知风险
司库奇尤单抗	孕妇使用本品的相关数据有限。由于动物生殖研究不能完全预测人体反应情况，故只有当获益明确大于潜在风险时才可在妊娠期使用本品。尚不确定本品是否会分泌至人体乳汁中。由于免疫球蛋白可通过母乳分泌，哺乳期妇女应慎用本品	已知风险
利妥昔单抗	尚不清楚乳汁中是否有利妥昔单抗排出。已知母体的 IgG 可进入乳汁，因此利妥昔单抗不得用于哺乳的母亲。孕妇应禁用利妥昔单抗，除非可能的获益高于风险	已知风险

续表

药品名称	风险管控措施	风险类型
贝利尤单抗	妊娠期间不应使用本品，除非经证明对胎儿的潜在获益大于风险。由于母体抗体（IgG）可分泌至乳汁中，因此应在综合考虑母乳喂养对婴儿的获益以及母亲接受治疗的获益后，再决定是否中止母乳喂养或者中止本品治疗	已知风险

* 信息来源：2016 年 BSR 指南

第四节　儿童患者

儿童患者的风险管理见表 4-4~ 表 4-8。

表 4-4　儿童患者的风险管理

药品名称	风险管控措施	风险类型
注射用依那西普 *	年龄为 4~18 岁儿童患者可使用，2~4 岁酌情考虑。以下情况禁止使用： ①有败血症或败血症风险； ②伴有严重感染性疾病，包括但不限于活动性结核病、潜伏性结核感染、活动性病毒性肝炎等； ③既往有脱髓鞘综合征病史或多发性硬化症病史； ④有充血性心力衰竭； ⑤有恶性肿瘤或癌前病变； ⑥有原发免疫缺陷病或严重继发性免疫缺陷病未纠正； ⑦对药物成分过敏	已知风险

药品名称	风险管控措施	风险类型
注射用英夫利西单抗	用于 4 岁以下的青少年类风湿关节炎患者和 6 岁以下的克罗恩病患儿的研究尚未进行 对于青少年类风湿关节炎和强直性脊柱炎患者，使用英夫利西单抗的安全性和有效性尚未确定	缺失信息
阿达木单抗	目前尚没有本品在儿童患者中进行的安全性和有效性研究的资料	缺失风险
培塞利珠单抗	尚不明确培塞利珠单抗对于儿童和 18 岁以下青少年的安全性和有效性。尚无有关数据	缺失信息
戈利木单抗	目前尚没有戈利木单抗在中国儿童患者中进行的安全性和有效性研究的资料，故不推荐使用	缺失信息
托珠单抗	在 2 岁以下儿童中的疗效和安全性尚未确立	缺失信息
依奇珠单抗	在我国 18 岁以下儿童及青少年患者中用药的疗效及安全性尚未确立	缺失信息
司库奇尤单抗	尚未确定本品在 18 岁以下患者中的安全性和有效性	缺失信息
利妥昔单抗	利妥昔单抗应用于儿童的有效性和安全性尚未确定	缺失信息
贝利尤单抗	尚未确定本品在未成年人群（年龄小于 18 岁）中的安全性和有效性	缺失信息

＊信息来源：《依那西普治疗幼年特发性关节炎的专家共识》

表 4-5　托珠单抗给药条件

适应证	条件	体重	给药
COVID-19（正在接受全身性皮质类固醇治疗的住院患者）	儿童 ≥ 2 岁和青少年	< 30kg	静脉滴注：每次 12mg/kg；如果初始剂量后临床体征或症状恶化或没有改善，可在初始剂量后 ≥ 8 小时重复给药一次（美国 FDA 2021）

适应证	条件	体重	给药
COVID-19（正在接受全身性皮质类固醇治疗的住院患者）	儿童 ≥ 2 岁和青少年	≥ 30kg	静脉滴注：每次 8mg/kg；最大剂量：800mg/ 剂；如果初始剂量后临床体征或症状恶化或没有改善，可在初始剂量后 ≥ 8 小时重复给药一次（FDA 2021）
嵌合抗原受体 T 细胞治疗引起的细胞因子释放综合征（CRS）	严重或危及生命，儿童 ≥ 2 岁和青少年，可单独使用或与皮质类固醇联合使用	< 30kg	静脉滴注：每次 12mg/kg；如果初始剂量后无临床改善，可每 8 小时重复给药一次，最多再给药 3 次
		≥ 30kg	静脉滴注：每次 8mg/kg；如果初始剂量后无临床改善，可每 8 小时重复给药一次，最多额外 3 次给药；最大单剂量：800mg/ 剂
双特异性 T 细胞参与治疗引起的细胞因子释放综合征（CRS）	严重或危及生命，儿童 ≥ 2 岁和青少年	-	静脉滴注：单剂 8mg/kg；一些专家建议，如果在 24 至 48 小时内没有发生临床改善，可能会重复剂量（Lee 2014；2013）；根据专家建议和一名 7 岁儿童的病例报告给药，该儿童接受了 blinatumomab 作为 I 期临床试验的一部分并开发了 CRS；使用单剂 8mg/kg 的托珠单抗（未提供患者体重），并在 12 小时内观察到显著的临床反应（Teachey 2013）；缺乏儿科患者经验的其他报告
多关节幼年特发性关节炎（PJIA）	≥ 2 岁儿童和青少年	< 30kg	静脉滴注：每 4 周单剂 10mg/kg

适应证	条件	体重	给药
多关节幼年特发性关节炎（PJIA）	≥2岁儿童和青少年	≥30kg	静脉滴注：每4周单剂8mg/kg；最大剂量：800mg/剂 皮下注射：<30kg：162mg/剂，每3周一次
		≥30kg	静脉滴注：162mg/剂，每2周一次
全身性幼年特发性关节炎（SJIA）	≥2岁儿童和青少年	<30kg	静脉滴注：每2周单剂12mg/kg
		≥30kg	静脉滴注：每2周单剂8mg/kg；最大剂量：800mg/剂 皮下注射：<30kg：162mg/剂，每2周一次
		≥30kg	静脉滴注：162mg/剂，每周一次

注：由于体重波动，不应仅根据一次就诊体重测量进行剂量调整。可用作单药治疗或与甲氨蝶呤联合使用

表4-6　依奇珠单抗给药条件

条件	体重	给药
≥6岁的儿童和18<青少年	<25kg	皮下注射：40mg，一次，然后每4周20mg
	25~50kg	皮下注射：80mg，一次，然后每4周40mg
	≥50kg	皮下注射：160mg一次（作为2次单独的80mg注射给药），然后每4周80mg
≥18岁的青少年	-	皮下注射：160mg一次（第0周；作为2次单独的80mg注射给药），随后每2周（第2、4、6、8、10和12周）80mg，6剂，然后每4周80mg

表4-7　司库奇尤单抗给药条件

适应证	条件	体重	给药
附着点炎相关性关节炎（活动性）	≥4岁的儿童和青少年	15~<50kg	皮下注射，75mg，每周一次，第0、1、2、3和4周，随后每4周75mg
		≥50kg	皮下注射：150mg，每周一次，第0、1、2、3和4周，然后每4周150mg
银屑病关节炎	≥2岁的儿童和18岁至青少年	15~<50kg	皮下注射：75mg，每周一次，第0、1、2、3和4周，随后每4周75mg
		≥50kg	皮下注射：150mg，每周一次，第0、1、2、3和4周，然后每4周150mg
	18岁至青少年以下	负荷剂量	皮下注射：第0、1、2、3和4周150mg，然后每4周150mg；对于继续患有活动性银屑病关节炎的患者，考虑每4周增加至300mg
		无负荷剂量	皮下注射：每4周150mg；对于继续患有活动性强直性脊柱炎的患者，考虑每4周增加至300mg

表4-8　贝利尤单抗给药条件

条件	给药
儿童≥5岁和青少年	静脉滴注：初始：每2周单剂10mg/kg，每次3剂；随后每4周进行单剂10mg/kg的维持治疗
青少年≥18岁	皮下注射：200mg，每周一次；最好在每周的同一天

注：考虑预先用药以预防超敏反应和输液反应。静脉治疗的转换：在最后一次静脉滴注剂量后1~4周给予第一次皮下注射剂量